E. Kruse
Funktionale Laryngologie

Eberhard Kruse

Funktionale Laryngologie

Anatomie, Pathophysiologie, Diagnostik, Therapie
und Regelkreissteuerung der Stimmfunktion

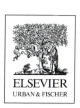

URBAN & FISCHER München

Zuschriften an:
Elsevier GmbH, Urban & Fischer Verlag, Hackerbrücke 6, 80335 München

Autor
Prof. Dr. med. Eberhard Kruse
Facharzt für Phoniatrie und Pädaudiologie
Facharzt für Hals-Nasen-Ohrenheilkunde
Göttingen

Wichtiger Hinweis für den Benutzer
Die Erkenntnisse in der Sprachtherapie und Medizin unterliegen laufendem Wandel durch Forschung und klinische Erfahrungen. Der Autor dieses Werkes hat große Sorgfalt darauf verwendet, dass die in diesem Werk gemachten therapeutischen Angaben (insbesondere hinsichtlich Indikation, Dosierung und unerwünschter Wirkungen) dem derzeitigen Wissensstand entsprechen. Das entbindet den Nutzer dieses Werkes aber nicht von der Verpflichtung, anhand weiterer schriftlicher Informationsquellen zu überprüfen, ob die dort gemachten Angaben von denen in diesem Werk abweichen und seine Verordnung in eigener Verantwortung zu treffen.
Für die Vollständigkeit und Auswahl der aufgeführten Medikamente übernimmt der Verlag keine Gewähr.
Geschützte Warennamen (Warenzeichen) werden in der Regel besonders kenntlich gemacht ($^{®}$). Aus dem Fehlen eines solchen Hinweises kann jedoch nicht automatisch geschlossen werden, dass es sich um einen freien Warennamen handelt.

Bibliografische Information der Deutschen Nationalbibliothek
Die Deutsche Nationalbibliothek verzeichnet diese Publikation in der Deutschen Nationalbibliografie; detaillierte bibliografische Daten sind im Internet über http://www.d-nb.de/ abrufbar.

Alle Rechte vorbehalten
1. Auflage 2012
© Elsevier GmbH, München
Der Urban & Fischer Verlag ist ein Imprint der Elsevier GmbH.

12 13 14 15 16   5 4 3 2 1

Für Copyright in Bezug auf das verwendete Bildmaterial siehe Abbildungsnachweis

Das Werk einschließlich aller seiner Teile ist urheberrechtlich geschützt. Jede Verwertung außerhalb der engen Grenzen des Urheberrechtsgesetzes ist ohne Zustimmung des Verlages unzulässig und strafbar. Das gilt insbesondere für Vervielfältigungen, Übersetzungen, Mikroverfilmungen und die Einspeicherung und Verarbeitung in elektronischen Systemen.

Um den Textfluss nicht zu stören, wurde bei Patienten und Berufsbezeichnungen die grammatikalisch maskuline Form gewählt. Selbstverständlich sind in diesen Fällen immer Frauen und Männer gemeint.

Planung und Lektorat: Anne Wiehage, Fröndenberg; Christiane Tietze, München
Redaktion: Ulrike Kriegel, München
Herstellung: Andrea Mogwitz, München; Christine Kosel, München
Satz: abavo GmbH, Buchloe/Deutschland; TnQ, Chennai/Indien
Druck und Bindung: Printer Trento, Trento/Italien
Umschlaggestaltung: SpieszDesign, Neu-Ulm
Titelfotografie: Skulptur: © katerinawagner – Fotolia.com

ISBN Print 978-3-437-44432-6
ISBN e-Book 978-3-437-59585-1

Aktuelle Informationen finden Sie im Internet unter **www.elsevier.de** und **www.elsevier.com**.

Vorwort

Die Idee, das Konzept der „Laryngealen Doppelphonationsfunktion" mit all seinen Komponenten und Konsequenzen in diesem Buch einem interessierten Leserkreis praxisnah zu vermitteln, entstand erst nach Beginn meiner Pensionierung. Im neuen Alltag einer privatärztlich-phoniatrischen Tätigkeit wurde schnell deutlich, welch großer Unterschied sich auftat zwischen der klinischen und außerklinischen Versorgung stimmgestörter Patienten.

In der Klinik war an Hunderten von Patienten und gemeinsam mit ihnen und ihren Therapeuten zu erleben, wie effektiv und reproduzierbar sich theoretische Vorstellungen in der Diagnostik wie in der Therapie und Rehabilitation bestätigen ließen, auch und besonders bei zahlreichen Patienten, die anderenorts nach traditionellen Konzepten als „austherapiert" galten.

Ein weiterer Faktor war die in der Klinik übliche, persönlich und fachlich intensive Kooperation zwischen der laryngealen HNO-Chirurgie einerseits mit minimal-invasiven organerhaltenden Laser-Resektionen und der Phoniatrie andererseits mit der Funktionalen postoperativen Stimmrehabilitation in der gemeinsamen und so geradezu vorbildlichen Betreuung von Patienten mit Kehlkopf-Karzinomen.

Außerhalb dieser klinischen Routine war nun zu beobachten, dass trotz unzähliger Vorträge, einer Vielzahl von Operationskursen, einschlägiger Publikationen, intensiver Schulungen im Rahmen der Logopädie-Ausbildung und spezieller Fortbildungs-Angebote für Stimmtherapeuten diese überaus positiven Erfahrungen mit Konzept und Kooperation in der gängigen Versorgungsstruktur weithin noch längst keine Umsetzung erfahren haben, vielfach zum wiederum erlebbaren Nachteil der stimmgestörten Patienten.

Umso mehr ist es dem Elsevier Urban & Fischer Verlag zu danken, ohne Wenn und Aber das eingereichte Manuskript spontan akzeptiert, zur Veröffentlichung angenommen und uns damit die Chance eröffnet zu haben, eigene Vorstellungen und Erfahrungen einer breiteren Fachöffentlichkeit zugänglich zu machen. Hiermit verbindet sich zugleich der Einstieg in eine geradezu stimulierend unkomplizierte und enge Kooperation mit dem Medizinlektorat mit initial Anne Wiehage und nachfolgend ihrer Kollegin Christiane Tietze als dann ständige Ansprechpartnerin, professionelle Begleiterin und Koordinatorin während des gesamten Herstellungsprozesses von der Text- und Bildbearbeitung über das Satzbüro bis hin zu Vertrieb und Marketing.

Wie empathisch und kreativ Frau Tietze die Zielsetzung dieses Buches unterstützt und gefördert hat, wird beispielhaft erkennbar an der gemeinsam gefundenen Lösung des Problems, diagnostisch und therapeutisch relevante Befunde einer dynamischen Phonationsfunktion in je 4 statische Einzelbilder zu übertragen und so den Lesern den Zustand der Glottis**funktion** als entscheidender phonatorischer Messfühlerebene zu vermitteln; meines Wissens in der Fachliteratur eine zumindest noch seltene, wenn nicht gar einzigartige Besonderheit.

Auch mein Wunsch, über den reinen Sachtext hinaus kommentierende oder wissenschaftlich orientierte Abschnitte einzufügen und auf diese Weise mit den Lesern „im Gespräch" zu bleiben, wurde von ihr konstruktiv aufgegriffen durch farbige Unterlegung und Symbolisierung mit dem Briefumschlagsmotiv.

So bleibt dem Autor nur ein tief empfundener Dank an alle an der Vorbereitung und Herstellung Beteiligten. Möge ihr ausgesprochen zielführendes und hilfreiches Engagement von den Leserinnen und Lesern gespürt und gewürdigt werden.

Göttingen, im Januar 2012
Eberhard Kruse

Abkürzungsverzeichnis

cTMS	kortikale transkranielle Magnetstimulation	**min**	Minute
EMG	Elektromyogramm	**ms**	Millisekunde
ggf.	gegebenenfalls	**N./Nn.**	Nervus/Nervi
GHD	Göttinger Heiserkeitsdiagramm	**Proc./Procc.**	Processus/Processus (Pl.)
GHDT	Göttinger Heiserkeitsdiagramm mit Textanalyse	**R./Rr.**	Ramus/Rami
		RMG	Reflexmyogramm
IONM	intraoperatives Neuromonitoring	**s**	Sekunde
LDPF	laryngeale Doppelphonationsfunktion	**TF**	Taschenfalte
LDVP	laryngeale Doppelventilfunktion		
LSVT	Lee-Silverman-Voice-Treatment		
M./Mm.	Musculus/Musculi		
mA	Milliampere		

Abbildungsnachweis

Abbildung 2.5, 2.6, 3.1 bis 3.10 Schiel, R. (2006): Untersuchungen zur topographischen Anatomie der Kehlkopfnerven und ihrer Ramifizierung. Inaugural-Dissertation. Medizinische Fakultät der Georg-August-Universität, Göttingen

Abb. 4.1, 12.11, 18.4 Stefan Dangl, München

Abb. 6.1 Riecker, A., Mathiak, K., Wildgruber, D., Erb, M., Hertrich, I., Grodd, W., Ackermann, H. (2005): fMRI reveals two distinct cerebral networks subserving speech motor control. Neurology 64: 700–706

Abb. 8.1 Dr. med. Andres Brandt, Göttingen

Abb. 10.3 AudioVest Zeisberg, Edemissen

Abb. 10.5a+b Kirchner, J. A. (1966) Atrophy of laryngeal muscles in vagal paralysis. Laryngoscope 76: 1.753–1.765

Abb. 12.10 Sobotta-Becher: Atlas der Anatomie des Menschen. 17. Auflage, Urban & Schwarzenberg, München 1972

Abb. 13.1 Schröter-Morasch, H., Ziegler, W. (2005): Dysarthrien und Sprechapraxie. In: Wendler, J., Seidner, W., Eysholdt, U. (Hrsg.): Lehrbuch der Phoniatrie und Pädaudiologie, 4. Aufl., Thieme, Stuttgart

Alle nicht besonders gekennzeichneten Grafiken und Abbildungen: Eberhard Kruse, © Elsevier GmbH, München.

Hinweis: Die Bildqualität (Schärfe, Farbe) ist vor allem deshalb unterschiedlich, weil sich die Phonoskopie- und Kameraqualität über die Jahre erheblich verbessert hat.

Inhaltsverzeichnis

1	Einleitung	1
2	**Anatomie von speziellen Kehlkopfmuskeln**	3
2.1	M. ventricularis	3
2.2	M. interarytenoideus („Transversus")	5
2.3	M. aryepiglotticus	6
2.4	M. cricothyreoideus („Anticus"), Pars interna	6
2.5	M. cricopharyngeus, Pars anterior	6
3	**Neurolaryngologie**	7
3.1	N. laryngeus superior	7
3.1.1	R. internus n. laryngei superioris	7
3.1.2	R. externus n. laryngei superioris	10
3.2	N. laryngeus inferior („recurrens")	11
3.2.1	R. communicans cum ramo interno n. laryngei superioris (Ansa Galeni)	11
3.2.2	Rr. musculares zum M. cricoarytenoideus posterior	12
3.2.3	Teilung des N. laryngeus inferior („recurrens")	12
4	**Laryngeale Doppelventilfunktion (LDVP)**	15
5	**Laryngeale Doppelphonationsfunktion (LDPF)**	19
6	**Regelkreissteuerung der Stimmfunktion**	23
6.1	Subkortikale Regulationszentrale	24
6.2	Peripherer Messfühler	25
6.3	Neuronale Afferenzen und Efferenzen	26
6.4	Ablauf-Hypothese der Phonation	27
7	**Konsequenzen der Regelkreissteuerung für Diagnostik, Klinik und Therapie**	29
8	**Stimmfunktionsdiagnostik**	31
9	**Funktionale Stimmtherapie (Kruse)**	35
9.1	Phoniatrische Differenzialdiagnostik der Glottisfunktion	35
9.2	Störungsspezifischer Therapieteil	36
9.3	Störungsunspezifischer Therapieteil	39
10	**Selektive Reizstromtherapie**	41
10.1	Selektive Stimulation laryngealer Muskeln	41
10.2	Exponentialstrom als regulierbarer Einzelimpuls	42
10.3	Indikationen für die selektive Reizstromtherapie	43
10.3.1	Absolute Indikationen	44
10.3.2	Relative Indikationen	46
10.3.3	Kontraindikationen	47
11	**Funktionale postoperative Stimmrehabilitation (Göttinger Konzept)**	49
11.1	Organ- und funktionserhaltende Laser-Mikrochirurgie von Larynx-Karzinomen	49
11.2	Postoperative und postrehabilitative Ersatzphonationsmechanismen	49
11.3	Summarische Erfahrungen mit der Stimmrehabilitation	55
11.4	Operative Voraussetzungen	56
11.5	Analysen und Erfahrungen mit dem Göttinger Heiserkeitsdiagramm (GHD)	58
12	**Kehlkopf-Lähmungen**	63
12.1	Warum nicht „Recurrensparese"?	63
12.2	Diagnostik und Differenzialdiagnostik	63
12.2.1	Stillstand der Stimmlippe	63

12.2.2	Positionen stillstehender Stimmlippen	63
12.2.3	Kompensatorische Taschenfalten-Aktivität	65
12.2.4	Passive und aktive Restbeweglichkeiten	65
12.2.5	Differenzialdiagnostisches Inventar	65
12.3	Allgemeine Symptomatik von Kehlkopf-Lähmungen	66
12.3.1	Schluckstörungen	66
12.3.2	Respirationsstörungen	66
12.3.3	Phonationsstörungen	67
12.4	Kehlkopf-Lähmungen im Einzelnen	67
12.4.1	Einseitige Lähmung des N. laryngeus inferior („recurrens")	67
12.4.2	Beidseitige Lähmung des N. laryngeus inferior („recurrens")	68
12.4.3	Lähmung des R. externus n. laryngei superioris	71
12.4.4	Kombinationslähmung des N. laryngeus inferior („recurrens") und des R. externus n. laryngei superioris	73
12.4.5	Lähmung des paralaryngealen N. vagus	75
12.4.6	Lähmung des R. anterior n. laryngei inferioris („recurrens")	80
12.4.7	Lähmung des R. posterior n. laryngei inferioris („recurrens")?	81
12.4.8	Lähmung der Rr. musculares n. laryngei inferioris („recurrens")?	82
12.4.9	Lähmung des R. communicans cum nervo laryngeo superiore (Ansa Galeni)?	82
12.4.10	Bulbäre Lähmungen	82
13	**Zentrale Dysphonien**	**85**
14	**Funktionelle Dysphonien**	**91**
14.1	Hypofunktionelle Dysphonie	91
14.2	„Hyperfunktionelle Dysphonie"?	93
15	**Inkomplette Mutation**	**95**
15.1	Prolongierte Mutation	95
15.2	Larvierte Mutation	97
16	**Stimmlippen-Knötchen**	**101**
16.1	Bei Frauen	103
16.2	Bei Kindern	104
17	**Traumatische Myopathie des M. cricothyreoideus**	**107**
18	**Psychosomatische Dysphonien**	**111**
18.1	Individualpsychologisches Konzept und klinische Indikatoren	111
18.2	Laryngeales Kontaktgranulom und Vorstadium	112
18.3	Spastische (spasmoide) Dysphonie	117
18.4	Psychosomatische Dys-/Aphonie	117
19	**Taschenfalten-Stimme**	**121**
19.1	Unerwünschte Taschenfalten-Stimme	122
19.2	Erwünschte Taschenfalten-Stimme	122
20	**Postoperative Dysphonien**	**123**
21	**Dysplastische Dysphonien**	**127**
22	**Kinderstimme**	**131**
22.1	Altersspezifische Besonderheiten	131
22.2	Problem der Kehlkopf-Funktionsdiagnostik	132
22.3	Stimmtherapie bei Kindern	133
23	**Altersstimme**	**135**
24	**Schlussbemerkung**	**137**
	Literatur	**139**
	Index	**147**

KAPITEL 1

Einleitung

Wir [Ärzte] sind nicht dazu da, den Patienten ihre Beschwerden auszureden, sondern sie ihnen zu erklären.
(Univ.-Prof. Dr. med. Elimar Schönhärl, 1916–1989)

Diese mir gleich zu Beginn meiner Weiterbildung menschlich wie fachlich vorbildlich vermittelte Haltung und innere Einstellung unseren Patienten gegenüber hat für einen sehr kreativen, ungebrochen spannenden Berufsalltag gesorgt mit zwangsläufig – und aus eigener, patientenorientierter Sicht notwendiger Weise – auch manchen „Kollisionen" mit gängigen Lehrmeinungen.

Deshalb soll dieses Buch nicht verstanden werden als Lehrbuch von „herrschenden" Meinungen, das über das gesamte inhaltliche Fachspektrum den jeweils aktuellen Wissensstand auf einer bestimmten Entwicklungsstufe orientierend zusammenfasst. Gedacht ist es vielmehr als ein eher monografisches „Arbeitsheft", das klinische und wissenschaftliche **Denkanstöße** geben möchte, wie sie sich in der eigenen jahrzehntelangen Erfahrung als Komponenten letztlich einer **Systematik** herausgeschält und an einer großen Zahl stimmgestörter Patienten als zielführend bestätigt haben im Einklang von Anatomie, Physiologie, Pathophysiologie und Therapieeffektivität. Insofern beschränkt es sich auf das Thema „Stimme" und hierbei auf Inhalte, die in den gängigen Lehrbüchern unseres Faches anders oder auch gar nicht abgehandelt werden.

Die hier in Buchform vorgelegten Denkanstöße mögen alle mit der menschlichen Stimme befassten Disziplinen anregen zur Überprüfung, Korrektur oder auch Weiterentwicklung in ihrem eigenen beruflichen Alltag. In diesem Sinne habe ich stets jede einzelne Patientenuntersuchung als immer wieder neue „Hypothesenprüfung" betrachtet zur kritischen, durchaus auch selbstkritischen Kontrolle des Gedachten. Über die Jahre haben sich in einem inhaltlich nie endenden, biologisch aber zeitlich zu begrenzenden Prozess neben ständig neuen Fragen viele dieser Vorstellungen als zutreffend und reproduzierbar erwiesen und sollen hier nun zusammengefasst werden.

Natürlich ist der Inhalt dieses Buches nicht in einem Guss entstanden. Er ist in der persönlichen Rückschau vielmehr ein schöner Beleg dafür, wie sich über mehr als 3 Berufsjahrzehnte mosaikartig, Stück für Stück ein Modell aufbaut, das zwar noch manche „Baustellen" aufweist, aber mittlerweile doch eine in sich stimmige, in der Praxis erprobte und hoffentlich auch im Nachvollzug überzeugende Systematik gewonnen hat. Seit meiner Dissertation über glottiserweiternde Operationen nach beidseitigen „Recurrensparesen" und der ersten Konfrontation mit dem Phänomen einer Taschenfaltenstimme (Kruse 1972) unter Julius BERENDES, danach dem histologischen Nachweis von Muskulatur in den Taschenfalten unter Oskar KLEINSASSER (Kleinsasser et al. 1975; Kruse et al. 1975) und makroskopischer Darstellung des M. ventricularis (Kruse 1981), der qualifizierten Differenzialdiagnostik der Stimmfunktion unter Elimar SCHÖNHÄRL (Kruse 1982, 1989c) und der intensiven Kooperation mit Wolfgang STEINER auf dem Sektor der Stimmrehabilitation nach minimal-invasiven Teilresektionen bei Kehlkopfkarzinomen (Kruse 1997, 2000) sind alle diese Themen Schwerpunkte meiner wissenschaftlichen und klinischen Arbeit geblieben. Zugleich haben sich sämtliche Einzelaspekte, wie nachfolgend noch im Einzelnen darzustellen ist, zusammenführen lassen zum Konzept der „**Laryngealen Doppelphonationsfunktion**", ihrer Regelkreissteuerung, ihrer klinisch-diagnostischen Relevanz und therapeutisch-effektiven Beeinflussbarkeit sowie ihrer objektiv-akustischen Messbarkeit (Fröhlich et al. 2000a; Lessing 2008; Michaelis et al. 1997b).

Dieses Buch wäre nicht entstanden ohne entscheidende, ausgesprochen konstruktive Mit- und Zuarbeit von den über meine Berufsjahre vielen, überaus engagierten Mitarbeiterinnen und Mitarbeitern auf allen Funktionsebenen. Ein „Chef" kann nur Chef sein dank solcher interdisziplinären **Kooperationen** und in Besonderheit der wohl eher seltenen Gabe, sich ungeachtet aller vorherigen Fertigkeiten und Fähigkeiten in geradezu begeisternder kognitiver wie methodischer **Flexibilität** unter kreativer Nutzung der jeweiligen hohen individuellen Kompetenzen auf völlig neue theoretische Vorstellungen einlassen zu können und diese mit Konsequenz in der eigenen wissenschaftlichen und klinischen Praxis umzusetzen. Wie viele entscheidende, vielfach innovative Beiträge auf diese Weise entstanden sind, ist dem Literaturverzeichnis leider nur unvollständig zu entnehmen. Für diesen ungeheuren menschlichen wie beruflichen Reichtum meinen Dank zum sichtbaren Ausdruck zu bringen, war für mich vorrangige Motivation zur Zusammenfassung des gemeinsam Erarbeiteten mit der Vorlage dieses Buches. Dabei hoffe ich sehr, dass aus dessen Inhalt für den Leser nachvollziehbar werden möge, wie spannend und stimulierend diese gemeinsamen Jahre sich gestaltet haben.

Dennoch seien 2 dieser früheren Mitarbeiter in besonderer Weise herausgehoben und persönlich benannt. Herr Dipl.-Biol. Dr. med. **Rolf Schiel**, Facharzt für Phoniatrie und Pädaudiologie und Facharzt für HNO, jetzt in Bremen niedergelassen, hat im Rahmen seiner umfangreichen Dissertation die gesamte Kehlkopf-Innervation mit seinen mikroskopischen Präparationen überprüft und damit unsere aktuellen anatomischen, physiologischen und pathophysiologischen Vorstellungen der Neurolaryngologie prägend fundiert. Auf der hohen Qualität seiner auch aus anatomisch-fachlicher Bewertung herausragenden Leistungen basieren die Kapitel 2, 3 und 12.

Herr Priv.-Doz. Dr. **Arno Olthoff**, ebenfalls Facharzt für Phoniatrie und Pädaudiologie und Facharzt für HNO, früherer Oberarzt unserer ehemaligen Universitätsklinik für Phoniatrie und Pädaudiologie und heutiger Leiter der Phoniatrie und Pädaudiologie der HNO-Klinik der Universitätsmedizin Göttingen, ist mit seinen wissenschaftlichen und klinischen Beiträgen zur laryngealen EMG, der Hochgeschwindigkeits-Phonoskopie, der klinischen und experimentellen Neurolaryngologie, zur enzymhistochemischen Klärung der Leitungsmodalität der Kehlkopfnerven an vielen der nachfolgenden Kapitel inhaltlich beteiligt. Seine funktionell-kernspintomografischen Untersuchungen markieren den Einstieg in unsere Suche nach der für unser funktionales Konzept unabdingbaren, bis dato ungeklärten stimmregulatorischen „Zentrale" und verweisen auf zukünftig noch zu lösende wissenschaftlichen Fragestellungen.

Wenn „wir alle" mit diesem Buch fachkundige Leser zu Korrekturen, Ergänzungen oder Wissenserweiterungen anregen sollten, dann hat es sein Ziel als „Arbeitsheft" und konstruktiver Diskussionsbeitrag erreicht, im besten Fall zum Vorteil von stimmgestörten Patienten aller Altersstufen.

Göttingen, im September 2011
Prof. Dr. Eberhard Kruse

KAPITEL 2

Anatomie von speziellen Kehlkopfmuskeln

Die Annahme, die humanen Kehlkopfstrukturen seien längst bekannt und definiert, hat sich im klinischen Alltag nicht bestätigt. So bleibt bis heute ungeklärt, warum bei Kindern beiderlei Geschlechts und bei Frauen die Glottis dorsal regelhaft offen bleibt („physiologisches Transversus-Dreieck"), obwohl hier ein in Relation zu anderen Kehlkopfmuskeln besonders kräftiger, einpaariger, dennoch bilateral innervierter Muskel (M. interarytenoideus) für den dorsalen Glottisschluss funktionell zuständig ist.

Unverstanden bleibt ebenso die funktionelle Bedeutung und evolutionäre Sinnhaftigkeit der Taschenfalten, speziell ihrer phonatorischen Funktion. Anders ist die in der Literatur immer noch häufig anzutreffende Bezeichnung als „falsche Stimmlippen" nicht zu interpretieren. Diese supraglottische Struktur wird in der Kehlkopfuntersuchung in aller Regel nicht befundet, obwohl sie laryngoskopisch leicht erkennbar und aufgrund ihrer Größe real kaum übersehbar ist. So wundert auch nicht, dass in allen einschlägigen Lehrbüchern eine Beschreibung ihrer **funktionserklärenden Morphologie** fehlt. Lediglich RÈTHI hat über sein „stylopharyngeales Muskelsystem" (Réthi 1952) eine Deutung des ventrikulären Phonationsmechanismus versucht, die aber einer kritischen pathophysiologischen Überprüfung nicht standhält (Kruse 1981).

Es ist somit zum Verständnis der Kehlkopffunktion generell, in Besonderheit aber für unsere phoniatrischen Aufgaben der laryngealen Funktionsdiagnostik, Differenzialdiagnostik, Therapie und Rehabilitation unumgänglich, zunächst auf neuere Aspekte der Kehlkopfanatomie einzugehen.

2.1 M. ventricularis

Funktionell und morphologisch unerklärbare Taschenfaltenstimmen nach glottiserweiternden Eingriffen (Kruse 1972) sowie histologische Befunde nach Laryngektomien (Kleinsasser et al. 1975; Kruse et al. 1975) mit eindeutiger Muskulatur in den Taschenfalten (➤ Abb. 2.1) gaben Veranlassung, diesen ventrikulären Phonationsmechanismus in seinem Ablauf zu analysieren. Hierbei handelt es sich um eindeutig **aktive,** bilaterale Medianbewegungen bis hin zum phonatorischen Kontakt mit Verkürzung der ary-epiglottischen Distanz und nun quer-ovaler Konfiguration der Supraglottis (➤ Abb. 2.2).

Aktive Bewegungen sind prinzipiell an entsprechende Muskulatur gebunden, die für die Taschenfalten allerdings bis heute in Anatomie-Atlanten (Schu-

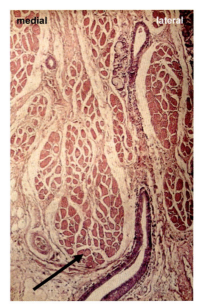

Abb. 2.1 Histologischer Nachweis von Muskelfasern in der Taschenfalte (Pfeil) supramedial vom Sinus MORGAGNI. Lateral (im Bild rechts) liegt der M. thyreoarytenoideus externus.

macher 2007) und Lehrbüchern nicht erwähnt, teils sogar ausdrücklich negiert oder falsch beschrieben wird. Korrespondierend zu Bewegungsanalyse und Histologie ließ sich makroskopisch ein solch eigenständiger M. ventricularis verifizieren, der durch Verlauf und Kontraktion die beschriebenen supraglottischen Funktionsabläufe erklären hilft (➤ Abb. 2.3). Er verläuft vom Proc. muscularis des Ary-Korpels parallel zum freien Rand der Taschenfalte nach vorn bis zur Basis der Epiglottis, **medial** vom vertikalen Teil des Sinus Morgagni. Analog zur Schließungsbewegung der ligamentären Stimmlippen führt der Ansatz am lateralen Ary-Knorpel bei Kontraktion über dessen Drehung nach vorn-medial zur Medianbewegung hier nun der Taschenfalten. Gleichzeitig werden Ary-Knorpel und Epiglottis genähert mit konsekutiver Änderung der bei physiologischer Stimmgebung längs-ovalen Ausrichtung der Supraglottis in eine mehr quer-ovale.

Der M. ventricularis ist somit nicht identisch mit dem M. thyreoarytenoideus externus („Externus"), der **lateral** vom vertikalen Teil des Sinus Morgagni verläuft, die ary-epiglottische Wand strukturiert und so die klinisch eindeutig **aktive** Medianbewegung der Taschenfalten nicht erklären kann. Wegen seiner Innervation durch den N. laryngeus inferior

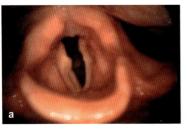
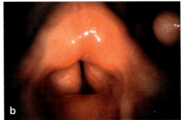

Abb. 2.2 a und b Lupenlaryngoskopisches Foto einer Taschenfalten-Phonation (a Respiration, b Phonation).

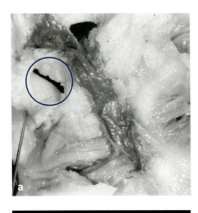
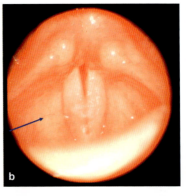

Abb. 2.3 Anatomisch-makroskopisches Präparat des M. ventricularis der rechten Taschenfalte (a) mit seinem Verlauf vom Proc. muscularis des Ary-Knorpels (oben) parallel zum freien Rand bis zum Petiolus der Epiglottis (unten) **medial** vom bewusst geöffneten senkrechten Anteil (Kreis) des Sinus Morgagni (Kruse 1981).
Zur Orientierung lupenlaryngoskopisches Phonationsfoto (b) der rechten (Pfeil) Taschenfalte. Die Präparation erfolgte von lateral mit Aufklappung der oberen Taschenfaltenhälfte nach links, hierdurch Verdeckung der Glottis und der linken Taschenfalte.

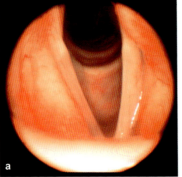
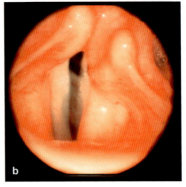

Abb. 2.4 Seitenspezifische phonatorische Taschenfaltenaktivität als **Kompensation** bei linksseitiger Lähmung des N. laryngeus inferior („recurrens"). Lupenendoskopische Fotos bei Respiration (a) und Phonation (b).

2.2 M. interarytenoideus („Transversus")

("recurrens") würde außerdem bei dessen Lähmung dieser Muskel auch für die Bildung einer Taschenfaltenstimme ausfallen müssen, was nachweislich nicht der klinischen Realität entspricht (➤ Abb. 2.4).

Die Existenz des M. ventricularis wurde nachfolgend von verschiedenen Autoren bestätigt (Reidenbach 1998; Kotby et al. 1991) und kann aus funktioneller wie klinischer Sicht heute nicht mehr negiert werden. Seine Erstbeschreibung ist allerdings einer Publikation von STEINLECHNER und TITTEL aus dem Jahre 1897 (Steinlechner et al. 1897) zu verdanken, die bereits Anfang des nachfolgenden Jahrhunderts in der Literatur keine Erwähnung mehr fand, in Vergessenheit geriet und erst im Nachhinein im Rahmen unserer eigenen Studien wiederentdeckt wurde (Kruse 1981).

Dieser topografisch zur dorsalen Muskelgruppe gehörige, einzige **unpaare Muskel** des Kehlkopfes besteht bekanntlich aus einem **transversalen** und einem **obliquen Anteil**. Entgegen aller bisherigen Annahmen verlaufen diese beiden Kompartimente jedoch nicht in unterschiedlichen Schichten gegeneinander abgrenzbar, sondern sind in der makroskopischen Präparation wie in histologischen Schnitten in sich untrennbar verflochten (➤ Abb. 2.5). Auch eine mediane Raphenbildung, wie sie angesichts seiner **bilateralen Innervation** durch den R. posterior n. laryngei inferior („recurrens") ver-

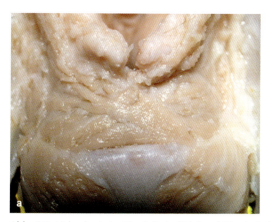
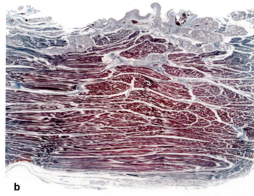

Abb. 2.5 Makroskopische Morphologie (links) und Histologie (rechts) des M. interarytenoideus („Transversus") (Schiel 2006). Keine schichtweise Trennung, sondern Durchflechtung der obliquen und transversen Fasern.

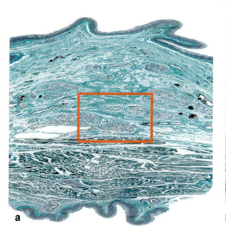
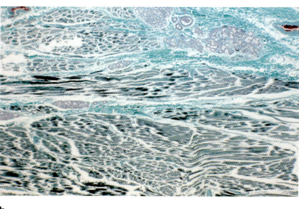

Abb. 2.6 Histologie des M. interarytenoideus („Transversus"), (Schiel 2006) ohne Hinweis auf eine ursprünglich paarige Anlage oder Raphe trotz bilateraler Innervation.

mutet werden könnte als Hinweis auf eine ursprünglich paarige Anlage, war histologisch nicht nachweisbar (> Abb. 2.6).

Nicht von ungefähr zeigt dieser Muskel wegen seiner bilateralen Innervation auch keine Atrophie bei ansonsten totaler bindegewebiger Umwandlung aller anderen Kehlkopfmuskeln bei unbehandelter Vagus-Lähmung infolge eines Neoplasmas im Foramen jugulare (Kirchner 1966; > Kap. 10.3).

2.3 M. aryepiglotticus

Als offenbar variable Ausstrahlung der Pars obliqua des M. interarytenoideus bildet der nun wiederum **paarige** M. aryepiglotticus die obere Kontur der aryepiglottischen Falte mit seinem Ansatz am lateralen Epiglottisrand. Unklar ist bisher seine funktionelle Relation zum bzw. morphologische Abgrenzung gegenüber dem M. thyreoarytenoideus externus.

2.4 M. cricothyreoideus („Anticus"), Pars interna

Während die morphologisch eindeutig differenzierbaren Pars recta und Pars obliqua dieses paarigen ventralen Kehlkopfmuskels in der Literatur einheitlich beschrieben werden, gilt dies nicht für dessen Pars interna. Dieser Anteil strahlt kaudal der Schildknorpel-Unterkante nach endolaryngeal ein und steht in enger topografischer Beziehung zum M. thyreoarytenoideus internus („Vocalis") und zum M. cricoraytenoideus lateralis („Lateralis"), ist von diesen aber durch Bindegewebssepten deutlich getrennt (Schiel 2006; Minningerode 1966).

2.5 M. cricopharyngeus, Pars anterior

Dieser hypopharyngeale Muskel ist bekannt als unterstes Element des M. constrictor pharyngis am Übergang zum Ösophagus und unverzichtbarer Bestandteil einer koordinierten Peristaltik während des normalen Schluckvorgangs. Dies dürfte allerdings wohl nur für seine **Pars posterior („fundiformis")** gelten mit streng ipsilateraler Innervation durch den **Plexus pharyngeus** (Sasaki et al. 1999). Welche funktionelle Bedeutung dagegen seiner **Pars anterior** mit Innervation durch den homolateralen **N. laryngeus inferior („recurrens")** zuzuordnen ist und wie sich dessen Ausfall bei einer Recurrens-Lähmung (> Kap. 12) klinisch auf die 3 Kehlkopffunktionen auswirkt, ist unseres Wissens noch ungeklärt. Zumindest phonatorisch, eventuell auch respiratorisch scheint ein funktioneller Antagonismus zum M. cricothyreoideus denkbar.

KAPITEL 3
Neurolaryngologie

Der routinemäßige Einsatz des intraoperativen Neuromonitorings (IONM) (Dralle et al. 2004a; Neumann 2002a und b; Neumann et al. 2001; Thomusch et al. 2004) hat unter Einbindung der Phoniatrie eine sehr konstruktive Diskussion zwischen Schilddrüsen-Chirurgen und Anästhesisten über die Ätiopathogenese und Klinik postoperativer „Recurrensparesen" angestoßen (Dralle et al. 2004b; Kruse 2004). Hierbei wurde schnell deutlich, wie viele Fragen bezüglich der willkür- und reflexmotorischen laryngealen Innervation, der differenzialdiagnostischen Befundung klinisch unterscheidbarer Lähmungsvarianten und deren jeweiliger Kardinalsymptomatik noch bestehen.

Nicht alles, was klinisch vorschnell, undifferenziert und vielfach auch unzutreffend als „Recurrensparese" deklariert wird, trifft die Erkrankungssituation der Patienten.

Nachfolgend werden deshalb die bisherigen, für die Klinik relevanten Ergebnisse von makroskopisch-mikropräparatorischen, histologischen und enzymhistochemischen Untersuchungen unserer eigenen Arbeitsgruppe (Kruse et al. 2006; Olthoff et al. 2002b; Olthoff et al. 2007a; Schiel 2006) dargestellt.

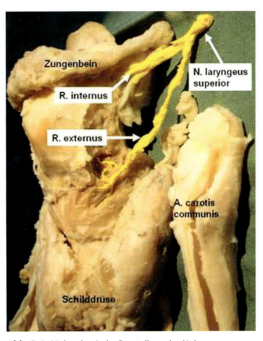

Abb. 3.1 Makroskopische Darstellung des N. laryngeus superior mit seiner Aufzweigung in den R. internus und den R. externus (Schiel 2006).

3.1 N. laryngeus superior

Der obere Kehlkopfnerv zweigt unmittelbar nach Austritt des N. vagus durch das Foramen jugulare aus dessen Ganglion inferius ab und teilt sich bereits in Höhe des großen Zungenbeinhorns in seine beiden Äste (➤ Abb. 3.1). Isolierte Lähmungen des **Stammes** (Kirchner 1966) dürften deshalb extrem selten sein. Am ehesten sind sie im Rahmen von Hirnnervensyndromen denkbar (Berendes 1956).

3.1.1 R. internus n. laryngei superioris

Der durch die Membrana hyothyreoidea nach endolaryngeal ziehende R. internus zeigt eine variable Aufteilung in 1–3 Hauptäste, am häufigsten in 3 Astgruppen: eine kraniale, mediale und kaudale (➤ Abb. 3.2). Er enthält nach klinischer Evidenz **keine willkür**motorischen Fasern, scheint somit auch mit den nachfolgenden Aufteilungen rein sensibel (Hofer 1929) zu sein.

Dies dürfte zumindest so lange gelten, wie die klinisch anzunehmende **reflex**motorische Innervation über γ-Motoneurone beim Menschen noch nicht nachweisbar und gegenüber den α-Motoneuronen der **Willkür**motorik differenzierbar ist. Positive

Acetylcholinesterase-Reaktionen, auch in eigenen Studien (Kruse et al. 2006; Olthoff et al. 2007a), sind deshalb lediglich als globaler Hinweis auf „motorische" Nervenfasern zu interpretieren.

Kraniale Astgruppe (I)

Die topografisch oberste Astgruppe zieht zur **lingualen Fläche der Epiglottis**. In allen Präparationen verlief ein Ast konstant submukös parallel zum freien Rand bis zur Mitte der Epiglottis, ohne die Mittellinie zu kreuzen. Von diesem Ast verteilen sich homolateral je 4–10 weitere Äste in Longitudinalrichtung über die homolaterale linguale Epiglottisfläche (➤ Abb. 3.3).

Auf der **laryngealen Fläche der Epiglottis** ließen sich solche submukösen Nervenäste mikropräparatorisch nicht finden, zumal hier die Mukosa dem Perichondrium straff und ohne Verschiebeschicht aufliegt. Die neuronale Versorgung scheint vielmehr

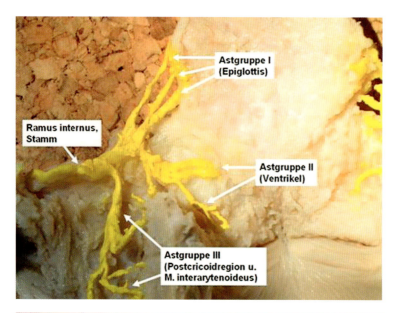

Abb. 3.2 Makroskopische Darstellung des R. internus. Variante mit 1 Hauptast und Aufzweigung in die Astgruppen I bis III. Blick in den dorsal gespaltenen Larynx (Schiel 2006).

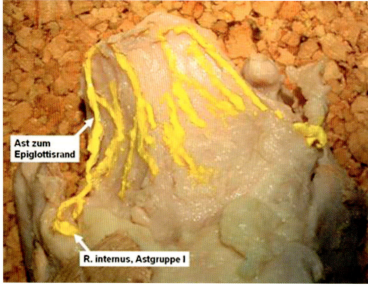

Abb. 3.3 Makroskopischer Verlauf der Aufzweigungen der Astgruppe I des R. internus auf der **lingualen** Fläche der Epiglottis (Schiel 2006).

durch Rr. perforantes zu erfolgen, die wiederum streng lateralisiert gemeinsam mit Blutgefäßen durch kleine Knorpelkanäle von lingual nach laryngeal ziehen (➤ Abb. 3.4).

Mediale Astgruppe (II)

Mit 3–8 Ästen tritt die mittlere Astgruppe in die aryepiglottische Falte bzw. durch sie hindurch in den Ventrikel und bildet dichte Nervengeflechte zwischen dem Petiolus epiglottica, der Plica aryepiglottica und der Taschenfalte (➤ Abb. 3.5). Ein Teil der Äste verläuft unter dem Petiolus und unterhalb des prälaryngealen Fettkörpers zur lingualen Fläche des Kehldeckels.

Kaudale Astgruppe (III)

Diese Astgruppe bildet postcricoidal ein oberflächlich submuköses Geflecht mit im Durchschnitt

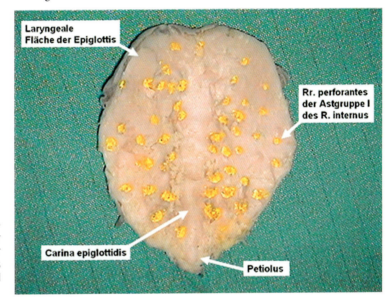

Abb. 3.4 Makroskopische Darstellung der Rr. perforantes der Astgruppe I des R. internus auf der **laryngealen** Fläche der Epiglottis nach Abtragung von Mucosa und Perichondrium (Schiel 2006).

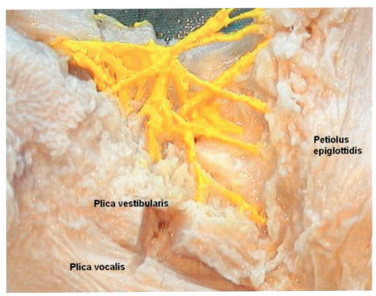

Abb. 3.5 Makroskopische Darstellung des Nervengeflechts der Astgruppe II des R. internus im Bereich der linken Taschenfalte (Schiel 2006).

rechts 3,7 und links 3,3 Ästen, die untereinander anastomisieren, wiederum ohne Überschreitung der Mittellinie. Zusätzlich zweigen rechts im Durchschnitt 9, links 9,9 Äste zum M. interarytenoideus ab und enden dort (➤ Abb. 3.6).

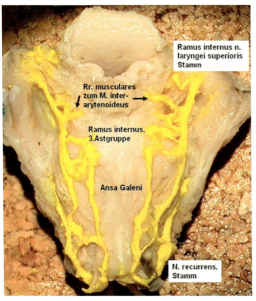

Abb. 3.6 Makroskopische Darstellung der Astgruppe III des R. internus. Dorsalansicht des Kehlkopfes mit postcricoidalen Ästen, Muskelästen zum M. interarytenoideus und hier zweiästiger Ansa Galeni (Schiel 2006).

R. communicans cum n. laryngeo inferiore (Ansa Galeni)

Einer gesonderten Betrachtung und Beachtung bedarf die Ansa Galeni (➤ Abb. 3.6) als Hauptverbindung zwischen dem R. internus und dem N. recurrens. Es scheint sich um einen eher eigenständigen Endast des R. internus und nicht um eine Abzweigung der III. Astgruppe zu handeln, der in allen unseren Präparaten in gerader Linie in die Ansa mit manchmal auch 2 parallel verlaufenden Ästen übergeht. Auch wenn sie aus dem sensiblen Ast des oberen Kehlkopfnervs stammt und eine willkürmotorische Modalität unbekannt ist, wäre für die neurale Kommunikation zwischen oberem und unterem Kehlkopfnerv eine zusätzliche reflexmotorische Leitungsmodalität anzunehmen.

3.1.2 R. externus n. laryngei superioris

Nach Abgang des R. internus zieht der willkürmotorische R. externus am Hinterrand des Schildknorpels nach kaudal und ventral auf den M. cricothyreoideus zu und unterkreuzt kranial des oberen Schilddrüsenpols das obere Gefäßbündel der Schilddrüse mit allerdings variablem Verlauf (Cernea et al. 1992; Timmermann et al. 2002). Nach Abzweigung seiner Äste zum M. cricothyreoideus verläuft dieser Zweig entgegen bisherigen Lehrbuch-Darstellungen weiter unter dem unteren Schildknorpelrand hindurch nach **endolaryngeal** (➤ Abb. 3.7) und dort in kranialer Richtung bis in Höhe der Taschenfalte, wo er erst endet (➤ Abb. 3.8). Die angesichts der Kontinuität dieses anerkannt willkürmotorischen Nervs plausible und klinisch aus verschiedenen Lähmungsbildern abzuleitende willkürmotorische Innervation auch des M. ventricularis, also eines **inneren** Kehlkopfmuskels, bedarf allerdings noch einer enzymhistochemischen Bestätigung.

In einem einzigen Säuglings-Hemilarynx konnten 3 kurze Muskeläste zum M. constrictor pharyngis inferior dargestellt (Schiel 2006), aber an keinem der erwachsenen Kehlkopfpräparate gefunden werden.

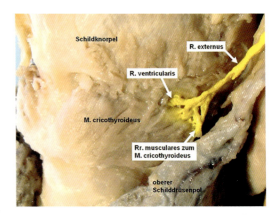

Abb. 3.7 Makroskopische Darstellung des R. externus des N. laryngeus superior **mit Abzweigung** seiner *Rr. musculares* zum M. cricothyreoideus **und seinem Weiterverlauf nach endolaryngeal („R. ventricularis")** (Schiel 2006).

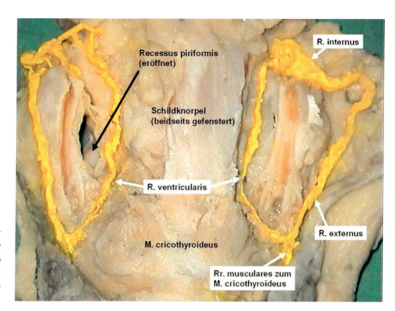

Abb. 3.8 Makroskopische Darstellung des bilateral **endolaryngealen Verlaufs** des R. externus („R. ventricularis") zur Taschenfalte, medial vom Sinus piriformis (Schiel 2006).

3.2 N. laryngeus inferior („recurrens")

Der untere Kehlkopfnerv zweigt bekanntlich beidseits auf unterschiedlichen Höhen aus dem N. vagus ab: rechts in Höhe der A. subclavia, links in Höhe des Aortabogens, um nach deren Umschlingung wieder nach kranial in der ösophagotrachealen Rinne zurück zum Kehlkopf zu verlaufen. Auf dieser Strecke werden kurze Äste an Trachea und Ösophagus abgegeben.

Die unstreitige und allseits bekannte Tatsache, dass dieser Nerv aus dem „N. vagus" abzweigt, darf nicht übersehen lassen, dass N. vagus und N. laryngeus inferior („recurrens") ab Höhe des Ganglion inferius zwar innerhalb einer gemeinsamen Nervenscheide, dennoch als **getrennte**, eigenständige Faserbündel verlaufen (Miehlke 1974; ➤ Abb. 12.11), intrakraniell aber separiert (➤ Abb. 12.10; Linn et al. 2009a und b; Wiles et al. 2007), wie auch von NETTER in seinen berühmten Illustrationen in faszinierender Präzision dargestellt (Netter 1989). Demnach würde entgegen aller bisherigen Lehrmeinungen der N. recurrens aus dem **N. accessorius** stammen (Bowden 1974) und dessen R. internus entsprechen, was trotz bulbärer, also „hoher" Neuroläsion eine klinisch real vorzufindende Paramedianstellung erklären würde (➤ Kap. 12.4.10).

Ab dem Unterrand des Ringknorpels stellt sich der weitere Verlauf dieses Nervs in der anatomischen Literatur allerdings so unterschiedlich dar (Olthoff et al. 2004), dass uns eine erneute Überprüfung und Wiedergabe der klinisch relevanten Resultate unumgänglich erschien, in Besonderheit zur Prävention von Kehlkopf-Lähmungen („Recurrensparesen") bei Schilddrüsenoperationen (Dralle et al. 2004b; Kruse et al. 2006).

3.2.1 R. communicans cum ramo interno n. laryngei superioris (Ansa Galeni)

Als erster, recht kräftiger, selten gedoppelter und in unseren Präparaten immer isolierter Ast zweigt in kranialer Richtung die Ansa Galeni vom Hauptstamm des N. recurrens ab (➤ Abb. 3.9). Dies überrascht im Abgleich mit der anatomischen Literatur insofern, als dort die Ansa Galeni überwiegend in topographischer Relation zum R. posterior bzw. R. dorsalis n. laryngei inferior beschrieben wird, die wir nicht bestätigen können.

Somit wäre eine isolierte Schädigung der Ansa Galeni im Rahmen von Schilddrüsenoperationen denkbar, deren klinisches Lähmungsbild jedoch bislang noch nicht bekannt ist (➤ Kap. 12.4.9).

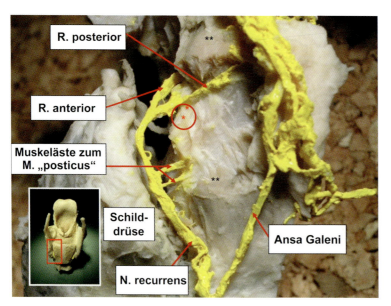

Abb. 3.9 Makroskopische Darstellung des N. laryngeus inferior („recurrens") und seiner Äste im inferior-superioren Verlauf (Schiel 2006).
* Höhe des Cricothyreoid-Gelenks; ** Absetzungsstellen des M. cricoarytenoideus posterior

3.2.2 Rr. musculares zum M. cricoarytenoideus posterior

Im weiteren kranialen Verlauf folgen 1–4 Abzweigungen von Rr. musculares zum M. cricoarytenoideus posterior („Posticus"), dem Öffner der Glottis. Die Zahl dieser Muskeläste zeigt eine **hohe Variabilität.** Gelegentlich zweigt einer dieser Äste auch erst **oberhalb** des Cricothyreoid-Gelenks **nach** Aufteilung des N. recurrens in seine Endäste ab, sowohl vom R. anterior, als auch – noch seltener – vom R. posterior.

Nach einhelliger Ansicht von Schilddrüsen-Operateuren liegen diese Muskeläste außerhalb des Operationssitus und sind chirurgisch nicht gefährdet.

3.2.3 Teilung des N. laryngeus inferior („recurrens")

Die Teilung des N. recurrens in seine Endäste R. anterior und R. posterior erfolgt erst in Höhe der Oberkante des **Cricoarytenoid-Gelenks.** Dieses Gelenk bietet deshalb eine wichtige topografische Orientierung und Markierung (➤ Abb. 3.9). In den gängigen anatomischen Atlanten wird diese für die klinische Differenzierung und Begutachtung von Kehlkopf-Lähmungen entscheidende Teilung deutlich tiefer und in sich auch noch uneinheitlich beschrieben (Olthoff et al. 2004).

R. posterior n. laryngei inferioris

Dieser Ast des N. recurrens kann entweder kompakt sein oder aus 2–4 sich vereinigenden Zweigen bestehen. In seinem Verlauf zum M. interarytenoideus („Transversus") als seinem Zielmuskel wird er vollständig vom M. cricoarytenoideus posterior („Posticus") überlagert und gegenüber jeglicher, zumal chirurgischer Traumatisierung geschützt. Deshalb muss zu seiner makroskopisch-anatomischen Verlaufsdarstellung der verdeckende Teil des „Posticus" reseziert werden (➤ Abb. 3.9).

R. anterior n. laryngei inferioris

Der vordere Ast verläuft endolaryngeal auf der Schildknorpelplatte bogenförmig nach ventral und endet nach Abgabe von Ästen zum M. cricoarytenoideus lateralis („Lateralis") fächerförmig mit 1–8 Endästen im M. thyreoarytenoideus (➤ Abb. 3.10).

3.2 N. laryngeus inferior („recurrens")

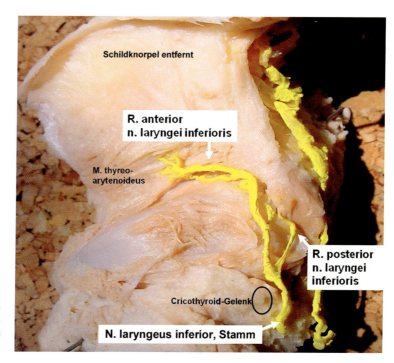

Abb. 3.10 Makroskopische Darstellung des R. anterior des N. laryngeus inferior („recurrens") (Schiel 2006).

Mit Ausnahme von kurativen Teilresektionen glottisch-subglottischer Karzinome ist dieser endolaryngeale Ast chirurgisch nicht gefährdet, kann aber offenbar im Rahmen von Intubationsnarkosen mit atypisch zu hoher Cuff-Lage komprimiert werden mit der Folge eines nur vorübergehenden Funktionsverlusts (➤ Kap. 12.4.6). Ein objektiver Nachweis dieses aus Befund und Verlauf plausiblen, bislang aber nur hypothetischen Pathomechanismus steht allerdings noch aus.

KAPITEL 4

Laryngeale Doppelventilfunktion (LDVP)

Aus entwicklungsgeschichtlicher Betrachtung werden für die Bildung von Sprache und hier nun speziell der intentionalen Stimmgebung Organe und Funktionskreise benutzt, die in aller Regel der Sicherung von Vitalfunktionen dienen und als „**Primärfunktionen**" meist einer reflektiven Steuerung unterliegen. Sprache und intentionale Stimmgebung wären demnach „**Sekundärfunktionen**" mit zwar spezifischen, eigenständigen Funktionsabläufen, aber dennoch einer strengen Korrespondenz zu ihren jeweiligen Primärfunktionen.

Für den Kehlkopf gilt nach einhelliger Auffassung die **Schutzfunktion der unteren Atemwege** beim Schlucken als „Primärfunktion". Die hier lokalisierte, geradezu brisante, weil risikobehaftete Kreuzung von Luft- und Speiseweg wird zur Vermeidung einer Aspiration in die unteren Luftwege gleich mehrfach gesichert: Kurz nach der Kehlkopfhebung und synchron zur Retroflexion der Epiglottis durch den Zungengrund wird zusätzlich auch der Endolarynx komplett verschlossen („**Sphinkterfunktion**").

Diesen endolaryngealen Sphinktermechanismus nutzt als „laryngeale Sekundärfunktion" auch die Stimmgebung bei nun nicht mehr maximaler, sondern dosiert-reduzierter Mediankompression (Kirchner 1988). Nach der im Grundsatz weiterhin gültigen myoelastisch-aerodynamischen Theorie (Berg 1958; Wustrow et al. 1963) wird der phonatorische Verschluss der Stimmlippen durch die synchronisierte Ausatmungsaktivität ab einem kritischen subglottischen Druckaufbau gesprengt und nach Durchtritt der Luft die Glottis über elastische Rückstellkräfte und den nach BERNOULLI resultierenden Sogeffekt wieder verschlossen. Dieser Vorgang wiederholt sich pro Sekunde in einer Häufigkeit, die der gehörten Frequenz entspricht, z. B. als geschlechtsdifferente Sprechstimmlage. Dieses Zusammenspiel von endolaryngealem Verschlussmechanismus und Dosierung des Atemvolumens kennzeichnet einen biologischen **Ventilmechanismus**.

Bereits 1929 haben NEGUS (Negus 1929) – und 1954 nochmals PRESSMAN (Pressman 1954) – in ihren grundlegenden und noch heute sehr lesenswerten Arbeiten die phylogenetische Korrespondenz von primärer Sphinkter- und sekundärer Stimmfunktion des Kehlkopfes bestätigt und auf eine notwendige Differenzierung des endolaryngealen Verschlussmechanismus verwiesen (Kruse 2006), dies ist jedoch im Wesentlichen bis heute weitgehend unbeachtet geblieben. Demnach gibt es nicht nur einen, sondern **3 Sphinkteren**: auf den Ebenen der Stimmlippen (glottisch), der Taschenfalten (ventrikulär) und des Kehlkopfeingangs (ary-epiglottisch). Damit muss auch die Korrespondenz von laryngealer Primär- und Sekundärfunktion neu definiert werden.

Dieser wissenschaftlichen Aufgabe haben sich als Erste Gesangspädagogen gestellt und im Ergebnis eine „**Laryngeale Doppelventilfunktion**" (LDVP) formuliert (Jacoby 1987; Rabine 1987; Rabine et al. 1987; Rohmert 1987). Anhand einer Abbildung von PRESSMAN (1954) mit dem Frontalschnitt des Kehlkopfes zeigen sie, dass wegen der gegensätzlichen anatomischen Ausrichtung „Glottis" und „Supraglottis" zwei **konträr** wirkende Ventilfunktionen bedingen (➤ Abb. 4.1). Das **glottische Ventil** der Stimmlippen dosiert die Einatmung, das **supraglottische Ventil** mit seinen beiden Komponenten Taschenfalten und Ary-Epiglottis die Ausatmung bis jeweils zum Maximum eines Atemstopps.

Die physiologische Notwendigkeit und Sinnhaftigkeit dieser unterschiedlichen Ventilmechanismen (Kirchner 1988) werden mit bestimmten **vertikal orientierten Körperbewegungen** und -aktivitäten begründet, über die sich in funktioneller Umkehrung wiederum die beiden endolaryngealen Ventile **differenziert** und **gezielt** aktivieren lassen sollen. Mit der sicherlich nicht zufälligen Ausnahme des Zwerchfells als ausschließlichem (Ein-)Atmungs-

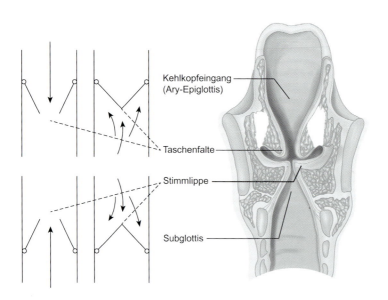

Abb. 4.1 Schema der korrespondenten endolaryngealen Doppelventilmechanismen aufgrund der topografisch-anatomisch gegenläufigen Ausrichtung von Stimmlippen und Taschenfalten (nach Jacoby 1987)

muskel sind bei dieser physiologischen Koppelung von Atmungsregelung und körperlicher Aktivierung alle Atmungsmuskeln in beide Funktionen involviert (Gould 1971; Gould et al. 1974).

Bei hypothetischer Annahme einer Leistungsenergie von 100 % würden beispielhaft gekoppelte Atmung und Körperaktivität 80 % benötigen. Die verbleibenden 20 % könnten dann zur **Optimierung** einer der beiden Funktionen nutzbar gemacht werden, indem die jeweils andere stabilisiert wird. So nutzt z. B. ein Asthmatiker diese „20 %-Energie" als Atmungsreserve durch Fixieren der Körperaktion (Stehenbleiben und Abstützen mit den Armen) und dann erst möglicher maximaler Glottisentlastung und -weite. Gewichtheber müssen dagegen die Atmung stoppen, um das Gewicht von der Schulterhöhe über den Kopf hinaus stemmen zu können. Erst dann kann der endolaryngeale Verschluss wieder gelockert werden mit einem typischen Entlastungsschrei. Dieses letztere Modell mit Dosierung bzw. Stabilisierung der Atmung zugunsten der Körperaktivität ist relevant für die weiterführende Erörterung in Richtung der sekundär korrespondierenden Stimmgebung.

Der **supraglottische** Verschluss soll nach diesen Autoren dominieren bei allen **vertikal** orientierten Bewegungen vom Körper weg („**thorako-fugal**"), prototypisch bei Gewichtheben, Bauchpresse oder Spontangeburt.

Dieser thorako-fugale Funktionsmechanismus mit pulmonalem Überdruck ist leicht simulierbar durch kräftige Aktivierung der Bauchpresse und unwillkürlicher Mitreaktion des endolaryngealen Sphinkters im Sinne eines gut fühlbaren, subjektiv eher unangenehmen Engegefühls des Halses bei relativ hochstehendem Kehlkopf.

Bei vertikal gegensinniger, „thorako-petaler" Bewegungsaktivität zum Körper hin, prototypisch am Beispiel des Klimmzugs, soll zur Nutzung des optimalen Energieanteils nur der Verschluss des **glottischen** Sphinktermechanismus auf Höhe der Einatmung aktiviert werden, verbunden mit pulmonalem Unterdruck (Procter 1974), Tiefstand des Kehlkopfs und weitem, angenehmem Halsgefühl.

Eigene flexibel-endoskopische Video-Analysen (Kruse 1991) bestätigen, dass bei **vertikal** orientierter thorako-fugaler Aktion (Bauchpresse) primär der supraglottische Sphinkter aktiviert wird, bei thorako-petaler Aktion (am therapeutischen Übungsreck intendierter Klimmzug) dagegen nur das glottische System (➤ Abb. 4.2).

Abb. 4.2 a–f Flexibel-transnasale Endoskopiefotos (a, b, d, e, g) der endolaryngealen **Ventilmechanismen** (a+d Respiration, b+e Sphinkter): a–c **supraglottisch** (thorako-fugal; Überdruck; Bauchpresse), d–f **glottisch** (thorako-petal; Unterdruck; Klimmzug)

4 Laryngeale Doppelventilfunktion (LDVP)

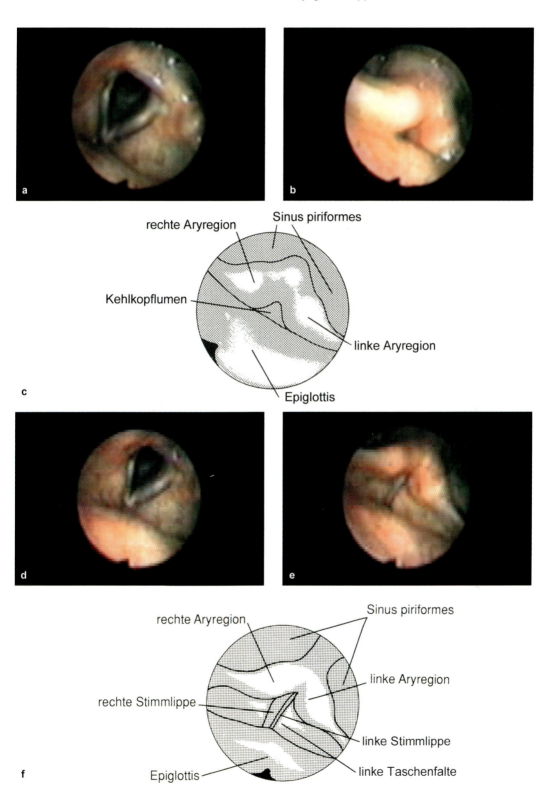

4 Laryngeale Doppelventilfunktion (LDVP)

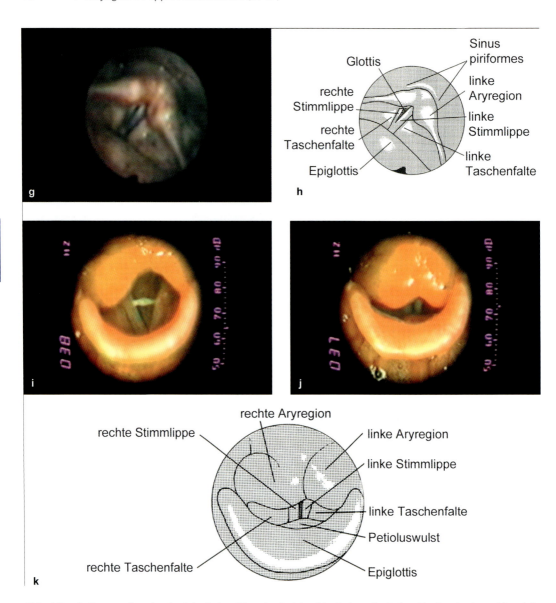

Abb. 4.2 g–k Korrespondenz der **physiologischen** Phonationsfunktion (g) mit dem **glottischen** Ventilmechanismus (e) und der phonatorischen Kompensation (j) bei **pathologischer** Stimmfunktion (starre Endoskopie) mit dem **supraglottischen** Ventilmechanismus (b); i Laryngoskopie (starre Endoskopie): Respiration (zäher funktioneller Schleim). Erläuterungsskizzen (h) zur physiologischen glottischen Phonationsfunktion (g) und (k) zur phonatorischen supraglottischen Kompensation (j).

Es ist folglich über die Kenntnis und methodische Umsetzung dieser, von den Autoren als „**funktional**" gekennzeichneten Systematik möglich, durch spezifische körperliche, vertikal-orientierte Aktivierungsmuster (thorako-fugal vs. thorako-petal) die beiden Mechanismen der „Laryngealen Doppelventilfunktion" (LDVP) jeweils gezielt (supraglottisch vs. glottisch) zu stimulieren und somit auch für die entwicklungsgeschichtlich sekundäre Stimmgebung zu nutzen. Zugleich sind diese beiden motorischen Sphinktermechanismen **taktil-kinästhetisch** leicht eigenkontrollierbar über das deutlich unterschiedliche Halsgefühl (Enge vs. Weite), und dies völlig unabhängig von der individuellen Musikalität.

KAPITEL 5

Laryngeale Doppelphonationsfunktion (LDPF)

Das „funktionale" Prinzip der phylogenetisch primären Sphinkter- bzw. Ventilmechanismen erfordert eine differenziertere Zuordnung nun auch ihrer korrespondierenden Phonationsmechanismen. Unsere vergleichenden Videoanalysen von endolaryngealer Primär- und Sekundärfunktion (Kruse 1991) können zunächst natürlich nur die altbekannte Tatsache (Berg 1958; Wustrow et al. 1963) wiederholen, dass die **physiologische Stimmgebung** der **glottischen Funktionsebene** zuzuordnen ist. Formuliert man nun aber deren Korrespondenz zum **einatmungsgesteuerten Unterdruck-Ventilmechanismus**, wird über die Kombination mit thorako-petalen Bewegungsmustern ein neuer Zugang zur physiologischen Phonation sichtbar, der sowohl für die Sprecherziehung und Gesangspädagogik einerseits als auch für die Stimmtherapie andererseits eine methodische **Systematik** und **gezielte Trainierbarkeit** eröffnet.

Alle Übungsverfahren und -methoden zur Optimierung der physiologischen bzw. Therapie einer pathologischen Stimmfunktion werden daran zu messen sein, ob sie das **einatmungsgesteuerte Aktivierungsprinzip** realisieren.

Der wesentliche Unterschied zu den genannten primären Ventilmechanismen besteht allerdings darin, dass bei der Phonation kein so fester, geschweige denn maximaler Glottisschluss erfolgt, sondern ein intentional differenzierter und überaus sensitiver Schluss der Stimmlippen mit dem Ziel einer **optimalen Schwingungsfähigkeit** (Berg 1958).

Unsere vergleichenden Videoanalysen belegen darüber hinaus, dass auch dem **supraglottischen Ventilmechanismus** eine phonatorische Entsprechung zugeordnet werden kann (➤ Abb. 4.2). Normalerweise bleiben bei der **physiologischen** Phonation die Taschenfalten ebenso passiv wie bei der einatmungsgesteuerten Stimulation des korrespondenten **glottischen** Ventilmechanismus, was den postulierten phylogenetischen Zusammenhang zusätzlich bestätigt.

In der laryngologischen Praxis sehen wir jedoch, bereits laryngoskopisch leicht erkennbar, vielfach offenkundige **supraglottische Phonationsaktivitäten**, aber ausschließlich bei **pathologischer Glottisfunktion**. Systematische Studien (Kruse et al. 2002) haben diese Beobachtung bestätigt, und zwar in der Ausprägung hochsignifikant abhängig vom Grad der glottischen Pathophysiologie (➤ Abb. 5.1) und durchaus auch seitenspezifisch (➤ Abb. 2.4). Das Maximum wäre eine Verlagerung der Stimmgebung auf die supraglottische Ebene, z. B. als Taschenfaltenphonation (➤ Kap. 19) (Kruse 1981) oder – nach bestimmten kurativen Teilresektionen – auch als ary-epiglottische Ersatzphonation (Kruse 1997, 2000, 2006) in Widerspiegelung wiederum der 3 endolaryngealen Sphinkterebenen (➤ Kap. 11.2) (Negus 1929; Pressman 1954).

Funktionell scheint es sich demnach bei der supraglottischen Phonationsaktivität um eine **Kompensation** zu handeln. Hierauf verweist nicht nur die systematische Abhängigkeit vom Grad der glottischen Pathophysiologie, sondern in Umkehrung auch die ebenso systematische Reduktion der supraglottischen Mitaktivierung durch eine effektive therapeutische **Kräftigung der glottischen Funktion**.

Parallel zu diesem – wohlgemerkt indirekten – Abbau der phonatorischen Kompensation reduzieren sich zugleich subjektive „**Missempfindungen im Halsgebiet**", wie sie in naturgemäß unterschiedlichem Ausmaß geradezu regelhaft von stimmgestörten Patienten als Beschwerden angegeben werden:

- Globus
- funktionelle Verschleimung und Räusperzwang
- Trockenheit, Stechen/Brennen und Hustenreiz
- muskelkaterartige „Halsschmerzen", entweder
  - paralaryngeal oder
  - zum Mastoid ausstrahlend

> Laryngeale Verschleimung und „Halsschmerzen" werden noch viel zu häufig und undifferenziert als „Bronchitis" fehlgedeutet, entsprechend medikamentös (fehl)behandelt und z. B. in den Krankschreibungsstatistiken der Krankenkassen unter „Atemwegserkrankungen" subsummiert statt unter phoniatrisch abzuklärenden Stimmstörungen.

Dieser Komplex paralaryngealer Parästhesien ist – unabhängig von der Symptomkombination und -ausprägung im Einzelfall – nach unseren Erfahrungen die kennzeichnende Symptomatik der **phonatorischen Kompensation**, nicht der stimmlichen Grunderkrankung. Anders lassen sich jedenfalls die genannten, systematisch zu beobachtenden und video-phonoskopisch zu objektivierenden Effekte einer effizienten glottischen Kausalbehandlung nicht interpretieren.

Die nun systematische, entwicklungsgeschichtlich basierte Zuordnung der physiologischen Stimmgebung zur **glottischen** Funktionsebene führt fast zwangsläufig zur weiteren Schlussfolgerung, primär auch dort bei pathologischer Stimmfunktion deren Ursache zu suchen, als Grunderkrankung zu definieren, zu kategorisieren und gezielt zu therapieren (Kruse 2005a, 2006).

Die eigenen jahrzehntelangen kritischen Überprüfungen einer Unzahl von phonoskopischen Befunden und umfangreichen diagnostischen und therapeutischen Erfahrungen haben durchweg unsere ursprüngliche Arbeitshypothese bestätigt, dass die Erkrankung der Glottisfunktion offenbar ausnahmslos neben der Stimmklangveränderung mit einer **Reduktion** von stimmlicher Dynamik, Leistungs- und Belastungsfähigkeit verbunden ist, es sich also aus funktioneller Sicht **oberbegrifflich** generell um

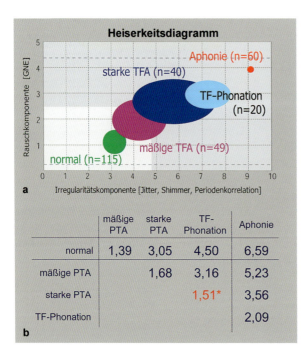

Abb. 5.1 a und b Korrespondenz der **supraglottischen Kompensation** mit dem Grad der **glottischen Pathophysiologie**.
a) Messung
b) Statistik (2-dimensionaler Kolmogorow-Smirnow-Test; kein Symbol p < 0,001, * p < 0,05).
Abkürzungen: TFA: Taschenfaltenaktivität; GNE: Glottal-to-Noise-Ratio; PTA: phonatorische Taschenfaltenaktivität

Tab. 5.1 Evolutionsbiologisch fundiertes Konzept der Laryngealen Doppelphonationsfunktion (LDPF).

Laryngeale Doppelventilfunktion (LDVF; Primärfunktion)		
↓		
Laryngeale Doppelphonationsfunktion (LDPF; Sekundärfunktion)		
	1. Funktionssystem	**2. Kompensationssystem**
→ **Phonation**	glottisch	supraglottisch
→ **Effektor**	Stimmlippen	Taschenfalten Ary-Epiglottis (kombiniert/isoliert)
→ **Systematik**	*einatmungs*gesteuert	*ausatmungs*gesteuert
→ **Funktion**	physiologisch	kompensatorisch/supplementär (*nicht* falsch!)
→ **Pathomechanismen**	**Hypofunktion** (Insuffizienz, Inkompetenz)	**Hyperfunktion** (subjektiv: **Parästhesien**)

eine **Hypofunktion** handelt. Dies scheint unabhängig von der jeweiligen Ursache zu gelten, sei sie strukturell-organisch (Inkompetenz), funktionell (Insuffizienz) oder – als individualpsychologisch konkret und plausibel definierbare nosologische Kategorie – psychosomatisch (➤ Kap. 18) (Kruse 2005b) bedingt.

Muss man nun mit dieser „Hypofunktion" stimmlich weiter agieren, ist dies ab einem gewissen Grad der glottischen Erkrankung und der jeweiligen stimmlichen Anforderung nur noch leistbar über die Zuschaltung der **supraglottischen Kompensation**. Deren phylogenetische Systematik entspricht – wiederum generell – dem Funktionsprinzip einer **Hyperfunktion**, ableitbar nun aus der Korrespondenz zum **ausatmungsgesteuerten** Ventilmechanismus. Diese prinzipiell hyperfunktionelle phonatorische Kompensation mit dem typischen Engegefühl des supraglottischen Mechanismus dürfte verantwortlich sein für die paralaryngealen Parästhesien, die offenbar vielfach wegen ihrer subjektiven Lästigkeit erst Veranlassung geben dürften zur fachärztlichen Untersuchung. Letztlich führt diese Kompensation aber über eine zunehmende Sprechanstrengung und – ohne effektive Therapie (➤ Kap. 9 und 10) – über eine zusätzliche Minderung der Stimmdynamik und -leistungsfähigkeit in eine phonatorische Sackgasse bis hin zum Stimmversagen.

Dessen ungeachtet sei aber hervorgehoben, dass diese kompensatorische phonatorische Beteiligung nicht „falsch" ist, sondern vielmehr **Ausdruck einer erkrankten Stimmgebung** und individuell notwendig und momentan unverzichtbar zur Erfüllung der jeweiligen stimmlichen und sprecherischen Anforderungen.

Würde man, wie noch überwiegend üblich, diese kompensatorische Symptomatik „erfolgreich" behandeln über den Abbau der Hyperfunktion, träte die Hypofunktion als Grunderkrankung umso mehr in den Vordergrund und würde als solche hörbar werden, der Befund sich also verschlechtern und Patient wie Therapeut irritieren (➤ Kap. 14.2). Die Stimmtherapie hat sich ganz im Gegenteil auf die **Ursache** der supraglottischen Hyperfunktion zu konzentrieren, die **glottische Hypofunktion**, und diese, wenn vom fachärztlichen Befund her möglich, gezielt und effektiv zu behandeln. Diese Sichtweise scheint offenbar nun auch international Akzeptanz zu finden (Belafsky et al. 2002).

Zusammenfassend wird unser evolutionsbiologisches Modell der Laryngealen Doppelphonationsfunktion plausibel, nachvollziehbar und überprüfbar (➤ Tab. 5.1).

In Korrespondenz zur phylogenetisch primären „Laryngealen Doppelventilfunktion" lässt sich auch für die organbezogene Sekundärfunktion der Stimmgebung eine gleichartige **Doppelfunktion glottisch vs. supraglottisch** verifizieren:
- Der **glottische Mechanismus** entspricht mit identischer einatmungsgesteuerter Systematik

der **physiologischen** Stimmgebung mit den Stimmlippen als Effektoren (Berg 1958; Wustrow et al. 1963). Erkrankt die Glottis als Funktionssystem, resultiert unabhängig von der jeweiligen Genese eine stimmliche Leistungsminderung, eine oberbegriffliche **Hypofunktion** mit zudem einer mehr oder minder deutlichen Klangveränderung.

- Muss man trotz dieser Funktionsschwäche weiter stimmlich agieren – und das ist angesichts aller heutigen sozialen und beruflichen Anforderungen an unsere Stimme (Ruben 2000) eher der Regelfall –, wird ab einem kritischen Grad der Erkrankung und der Stimmanforderung zusätzlich das **supraglottische Kompensationssystem** der Taschenfalten und/oder der Ary-Epiglottis aktiviert mit seiner nun ausatmungsgesteuerten Systematik, dem generellen Wirkungsprinzip einer **Hyperfunktion**, dem subjektiven Engegefühl, den typischen Parästhesien im Halsbereich und einer zunehmenden Sprechanstrengung mit weiterer Leistungsreduktion bis hin zum intermittierenden Stimmversagen.

Im Prinzip ist die Stimmgebung konstruiert wie ein **Megaphon** mit der Stimmerzeugung an der engsten Stelle, der Glottis, und dann nach außen sich öffnendem Vokaltrakt, modifiziert durch die Vokale als Klang- und die Konsonanten als Informationsträger. Engt sich der Vokaltrakt jedoch kompensatorisch ein („Forcieren"), entsteht ein „Anti-Megaphoneffekt": über den eigenen Knochenschall hören wir uns selbst **subjektiv** lauter bei gleichzeitig aber **objektiv** reduzierter Klangabstrahlung mit entsprechend geringerer Wirkung auf die Zuhörer, sei es z. B. in einer Schulklasse oder auf der Opernbühne. Der stimmtechnische Unterschied ist demgegenüber eindeutig zu **fühlen** und eine sehr hilfreiche Eigenkontrolloption für Sprechberufler wie für Sänger (➤ Kap. 7, ➤ Kap. 16).

KAPITEL 6
Regelkreissteuerung der Stimmfunktion

Ungeklärt blieb noch, wann und wie das stimmfunktionelle System zu kompensieren beginnt und somit auch das ausatmungsgesteuerte Funktionsprinzip aktiviert wird. Da die Zuschaltung der Kompensation **unwillkürlich**, offenbar über „interne" Mechanismen, erfolgt, war zur Erklärung eine biologische Regelkreissteuerung zu postulieren, analog beispielsweise zur Regelung unseres Hormonsystems. Ein solches Modell verlangt 2 Komponenten, eine zentrale, **vermutlich subkortikale Regulation** („Stimmzentrum") und einen **peripheren Messfühler** mit spezifischen neuronalen Afferenzen und Efferenzen.

Auch wenn bislang die Steuerungszentrale noch unbekannt ist, darf man deren Existenz als gegeben annehmen. So brauchen wir nicht zu überlegen, wie viel Luft und welche Spannung der Stimmlippenmuskulatur zur komplexen Realisierung der **Phonationsidee** benötigt werden, geschweige denn deren kurzfristige Änderungen beim Singen einer Koloratur. Geschwindigkeit, Präzision, bilaterale Schwingungssymmetrie, Länge, Spannung, Masse und Stellung der Stimmlippen wären ohne eine solche zentrale Steuerung überhaupt nicht denkbar.

Es ist zwar aufgrund elektromyografischer Untersuchungen längst bekannt, dass je nach phonatorischer Aufgabe zwischen 50 und 500 ms vor Einsetzen der akustisch registrierten Phonation neben der Inspiration mit Tiefstellung des Kehlkopfs nun speziell auch die beteiligte laryngeale Funktionsstruktur über die efferenten kortiko-bulbären Bahnen aktiviert wird („präphonatorisches Tuning"; Buchthal et al. 1964; Kirchner et al. 1965a und b; Wyke 1974a, 1981, 1983). Gleichfalls bekannt sind auch die afferent-reflektiven Sensoren in Gelenken, Muskeln und Schleimhäuten (Kirchner et al. 1964a und b, 1965a und b; Wyke 1974b und c, 1981, 1983) des peripheren Ausführungsorgans und die sensomotorischen Repräsentationsareale der Hirnrinde (Olthoff et al. 2008; Rödel et al. 2004), nicht jedoch das koordinierende und regulierende „Stimmzentrum", wie immer es neurobiologisch strukturiert sein mag.

Nach Daten der tierexperimentellen Vokalisationsforschung könnte die seitliche **Formatio reticularis** in noch nicht konkretisierbarer Weise an der zentralnervösen Koordination der Stimmgebung beteiligt sein, weil sie tierexperimentell im Unterschied zum periaquäduktalen Grau des Mittelhirns direkte Verbindungen zu sämtlichen phonatorischen Motoneuronenpools für die Atmung, Stimmgebung und Artikulation aufweist (Jürgens 1999). Gesichert erscheint dagegen, dass die Erregbarkeit des polysynaptischen laryngealen Reflexsystems über Projektionen vom **retikulären System** beeinflusst wird. Dies gilt auch in **negativer** Weise durch Einnahme von Sedierungsmedikamenten, zumal unmittelbar vor künstlerischen Auftritten.

Analog zur Regelkreissteuerung des Sprechens (Ackermann et al. 2005; Riecker et al. 2005) ist zu vermuten, dass auch bei der Phonationssteuerung

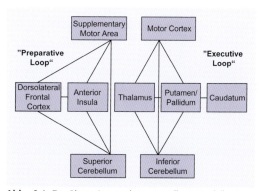

Abb. 6.1 Zur Phonation analoges Regelkreis-Modell „Sprechen" (Riecker et al. 2005) mit 2 Regelkreisen: einer Vorbereitungsschleife (analog „präphonatorisches Tuning" bzw. „Preparative Loop") und einer Ausführungsschleife (analog „Phonation" bzw. „Executive Loop").

6 Regelkreissteuerung der Stimmfunktion

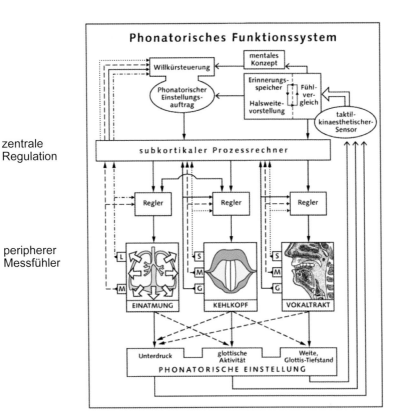

zentrale Regulation

peripherer Messfühler

Abb. 6.2 Phonatorisches Regelkreis-Modell: präphonatorischer Regelkreis: Einstellung zur Funktion (modifiziert nach Schultz-Coulon 1978). L: Lungendehnungsrezeptoren, M: Muskeldehnungsrezeptoren, S: Schleimhautrezeptoren, G: Gelenkrezeptoren.

2 Regelkreise existieren (➤ Abb. 6.1), einer zur **Vorbereitung** („präphonatorisches Tuning") und einer zur **Ausführung** der Phonation. Ob diese beiden Regelkreise sich auch neuroanatomisch in gleicher Weise differenzieren lassen wie beim Sprechen, muss unseres Wissens trotz einiger Evidenz noch offen bleiben.

Die führende, prinzipiell **modalitätsspezifische** sensorische Rückmeldung erfolgt demnach im **präphonatorischen** Regelkreis – wie generell bei Kontrolle körperlicher Motorik – ausschließlich **taktil-kinästhetisch** (➤ Abb. 6.2), im 2., **phonatorischen** Regelkreis zusätzlich und ergebnisorientiert über das **auditive** System.

6.1 Subkortikale Regulationszentrale

Erste funktionelle Kernspin-Untersuchungen an stimmgesunden Probanden (Olthoff et al. 2008) hatten mit ihrem Design zunächst der Tatsache Rechnung zu tragen, dass es sich bei der Phonation um keine isolierte, sondern um eine multimodale Funktion handelt in Kombination mit vor allem der Respiration, der Artikulation und – je nach Art der Aufgabenstellung – auch des Hörens mit zerebral entsprechend multifokalen Aktivierungen. Deren Zuordnung zur jeweiligen Funktion erfolgte im Abgleich zum bekannten Muster beim Finger-Tapping als Kontrollaktivität.

Auch nach diesen Befunden liegt das sensomotorische Larynx-Areal im kortikalen „Homunkulus" lateral neben der Handmotorik, also in Übereinstimmung mit unserer Magnetstimulations-Studie

(Rödel et al. 2004) entlang der Fissura centralis deutlich mehr medial und nicht weit lateral in Richtung der Fissura Sylvii. Phonationsrelevante, stets bilaterale Aktivierungen erfolgen außerdem im supplementär-motorischen und im vorderen zingulären Kortex und werden mit der „stimm-motorischen Planung" in Verbindung gebracht. Aufbauend auf diesen Ergebnissen bleiben weiterführende Studien an Probanden wie auch insbesondere an Patienten mit Kehlkopf-Lähmungen (➤ Kap. 12.2) und zentralen Dysphonien (➤ Kap. 13) abzuwarten.

6.2 Peripherer Messfühler

Sehr viel präziser und aus mehrfacher klinischer Evidenz auch sicherer sind unsere Kenntnisse über die **Messfühlerebene** des stimmregulatorischen Systems. Entscheidende Voraussetzung hierfür war zum einen die Entwicklung des „Göttinger Heiserkeitsdiagramms (GHD)" durch Physiker in unseren interdisziplinären Forschungsprojekten (Fröhlich 1999; Fröhlich et al. 1996, 1997a und b, 1998a bis c, 2000a und b; Lessing 2008; Lessing et al. 1998, 1999; Michaelis 2000; Michaelis et al. 1995a und b, 1996, 1997a und b, 1998a und b, 2001). Hierdurch wurde es möglich, **sämtliche Stimmqualitäten** zwischen normal und aphon 2-dimensional und quantitativ reproduzierbar zu messen. Die beiden Komponenten der Irregularität (x-Achse) und des additiven Rauschens (y-Achse) definieren die Stimmgüte, im pathologischen Fall das Ausmaß der auditiv-perzeptiven „Heiserkeit". Zum Anderen konnten wir durch umfangreiche Studien belegen, dass dieses akustische Resultat in Hunderten von audiovisuellen Analysen ausnahmslos mit der Art des **Phonationsmechanismus** korrelierte, erwartungsgemäß nicht mit den Diagnosen (Fröhlich et al. 1997a, 1998c, 2000a).

Auf Basis dieser Erfahrungen waren dann auch in gewisser Umkehrung über intra- und interindividuelle wie kumulative Akustikanalysen objektive Rückschlüsse leistbar auf den jeweils zugrundeliegenden **Stimmgebungsmodus** (z. B. glottisch, ventrikulär oder aryepiglottisch) (Kruse 1997, 2000, 2006) und dessen Qualität. Dabei fiel z. B. auf, dass 2 laryngoskopisch kaum unterscheidbare, eindeutig **glottische** Phonationen (➤ Abb. 6.3) in der kumulativen Akustikanalyse eine massiv unterschiedliche Stimmgüte zeigten (➤ Abb. 6.4). Die Erklärung fand sich erst durch die zusätzliche stroboskopische Analyse der Stimmlippen-**Schwingungen**: bei dem einen Patienten war die teilresezierte (rechte) Stimmlippe postoperativ wieder **schwingungsfähig** („glottische Ersatzphonation"), bei dem anderen die komplett resezierte und narbig pseudo-konfigurierte (linke) „Stimmlippe" eben nicht („pseudo-glottische Ersatzphonation").

Folglich ließ sich im Göttinger Heiserkeitsdiagramm die Qualität der **Schwingungsfähigkeit** der Phonationsstruktur als Korrelat der Stimmgüte abbilden und zusätzlich differenzieren nach den jeweiligen Werten für die beiden Konstituenten Irregularität (Schwingungsqualität) und additives Rauschen (vibratorische Schlussqualität). Je mehr deren Messwerte von der Normalität abweichen, umso stärker wird die auditiv-perzeptive Heiserkeit, umso mehr verschiebt sich die aktuelle Stimmgüte in Richtung – im Extrem bis hin – zur Aphonie. Im Abgleich mit den zugehörigen phonoskopischen Videosequenzen unserer umfangreichen audiovisuellen Datenbank hat sich **ausnahmslos** eine hoch signifikante Korrelation der GHD-Messung mit der glottischen Funktion und allen ihren pathophysiologischen Veränderungen bestätigt: Das GHD objektiviert das **glottische Funktionsniveau**, reproduzierbar quantifiziert über die jeweiligen Messwerte seiner beiden Achsen.

In einer weiteren Studie (Kruse et al. 2002) gelang zudem der Nachweis, dass das Ausmaß der supraglottischen Kompensationsaktivität wiederum hoch signifikant abhängig ist vom Grad der glottischen **Pathologie** bis hin zum kompletten Funktionsausfall der Glottis mit Verlagerung der Stimmgebung auf die Taschenfaltenebene.

Sämtliche Untersuchungen führen somit zur identischen Schlussfolgerung, dass die **Glottisfunktion** die Messfühlerebene des phonatorischen Regelkreises sein muss mit den Parametern der **Schwingungsqualität** und der **vibratorischen Schlussqualität** der Stimmlippen. Ist diese Messfühlerebene verändert, ist der **gesamte** Funktionsablauf verändert mit all seinen Teilkomponenten und dem Resultat einer Stimmklangstörung und phonatorischen Leistungsminderung.

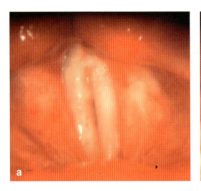
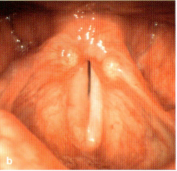

Abb. 6.3 Lupenlaryngoskopische Phonationsfotos einer **glottischen** (links) und **pseudo-glottischen** (rechts) Ersatzphonation nach mimimal-invasiver Resektion glottischer Karzinome.

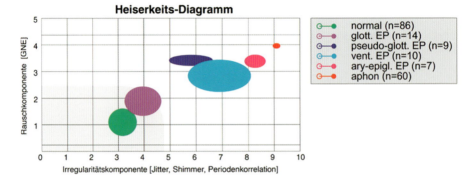

Abb. 6.4 Postrehabilitative objektiv-akustische Gruppenanalysen mit dem Göttinger Heiserkeitsdiagramm (GHD) von Patienten nach minimal-invasiver Resektion glottischer Karzinome unterschiedlicher Tumorstadien. Deutlicher Qualitätsunterschied zwischen **glottischer** (lila) und **pseudo-glottischer** (dunkelblau) Ersatzphonation (gehaltene Phonation).

Damit werden die **Visualisierung der glottischen Funktion** und die **Beurteilung der Schwingungsqualität** zum zentralen Instrument einer zielführenden Stimmfunktionsdiagnostik und Therapieplanung. Erst der Einbezug von virtueller Stroboskopie oder – noch in der praxistauglichen Entwicklung – der Echtzeit-Phonoskopie mit 4.000 Bildern/s in das diagnostische Routineinventar ermöglicht eine unmittelbare Analyse der funktionssteuernden **Messfühlerebene**. Eine Hörbeurteilung kann dagegen kaum in der differenzialdiagnostisch gebotenen Schärfe zwischen Funktion und Kompensation unterscheiden.

6.3 Neuronale Afferenzen und Efferenzen

Mit dieser Definition der glottischen Funktion als peripherer Messfühlerebene des stimmregulatorischen Regelkreises gewinnen auch die exzellenten Untersuchungen der Arbeitsgruppen um KIRCHNER (Kirchner et al. 1964a und b, 1965a und b; Sasaki et al. 1976) und WYKE (Abo-El-Enein et al. 1966; Adzaku et al. 1979; Wyke 1974a bis c, 1981, 1983) erneute Aktualität, sind die dort im Detail beschriebenen laryngealen Reflexe doch gebunden an Struktur und Bewegungen der **Stimmlippen**.

Das laryngeale, streng lateralisierte (Sasaki et al. 1976) Reflexsystem zur Stabilisierung einer intendierten Phonation ist auch neuroanatomisch zu unterscheiden vom endolaryngealen reflektiven Verschlussmechanismus bei Penetration von Fremdkörpern mit normalerweise der Auslösung eines Hustenreflexes (Kirchner 1988; Murakami et al. 1971a und b, 1972; Sasaki et al. 1976, 1977, 2001).

Ihre umfangreichen, methodisch ausgesprochen aufwendigen und diffizilen neurohistologischen, neurophysiologischen, aerodynamischen und elektromyografischen Experimente erlauben zumindest für den **afferenten** Schenkel des Regelkreises eine neurophysiologische Konkretisierung. Für die ungeheuer schnelle und präzise Rückmeldung über das aktuelle Funktionsniveau des Messfühlers sind demnach 3 Systeme verantwortlich:

1. **Korpuskuläre Mechanorezeptoren** in der **subglottischen Schleimhaut** mit entsprechend antagonistisch-reziproken motorischen Reflexantworten ausdrücklich nur der inneren Stimmlippenmuskulatur (Adzaku et al. 1979; Wyke 1974b und c).

Der kritische subglottische Druck wird mit 5–20 cmH$_2$O für umgangssprachliches und deklamatorisches Sprechen angegeben und einem Maximum bis 70 cmH$_2$O beim Singen im Fortissimo. Die plexiformen nozizeptiven, vermutlich chemosensitiven Rezeptoren der subglottischen Schleimhaut scheinen dagegen nicht an der Stimmregulation beteiligt zu sein (Adzaku et al. 1979).

2. Sämtliche innere wie äußere Kehlkopfmuskeln enthalten **intramuskuläre Dehnungsrezeptoren** (Abo-El-Enein et al. 1966; Wyke 1974b), im M. cricothyreoideus ausnahmslos in Form von Muskelspindeln, in der inneren Stimmlippenmuskulatur überwiegend durch freie spiralförmige Nervenendigungen. Diese Mechanorezeptoren modulieren das präphonatorisch eingestellte Spannungsniveau im Sinne der intendierten stimmlichen Aufgabenstellung und ihrer Änderungen beim Sprechen und Singen.
3. **Korpuskuläre Mechanorezeptoren** in allen **laryngealen Gelenkkapseln** unterstützen und optimieren durch ihre schnelle Stellungsanpassung die beiden anderen Systeme (Kirchner et al. 1964a und b, 1965a und b).

Ungleich weniger konkret sind unsere Kenntnisse über die humanen **efferenten** reflexneuralen Strukturen. Hier stehen uns wiederum in ihrer hohen Qualität überzeugende, meist allerdings nur elektromyografische Studien über die **Reflexantworten** zur Verfügung (Sasaki et al. 1976). Über die reflexmotorischen Bahnen liegen dagegen für den Menschen noch keine gesicherten Daten vor. Auch hier wissen wir zwar, dass ein spezielles neuronales System der γ-Reflexmotorik existiert (Matthews 1964) mit seinem motorischen Kerngebiet und Synapsen ebenfalls im Nucleus ambiguus (Wyke 1974b und c), können es aber neurohistochemisch noch nicht verifizieren, geschweige denn in notwendiger Abgrenzung gegenüber dem recht gut definierten α-System der Willkürmotorik (> Kap. 3).

Solange diese Differenzierung methodisch nicht eindeutig gelingt, sind wiederholte Literaturangaben über z. B. „motorische" Fasern im R. internus des N. laryngeus superior des Menschen (Wustrow et al. 1988; Olthoff et al. 2002) eher irritierend als hilfreich in der neuropathologischen und klinischen Differenzierung von Kehlkopf-Lähmungen (> Kap. 12.4). Sehr sorgfältige **tierexperimentelle** Befunde der Arbeitsgruppen um J. A. KIRCHNER (Murakami et al. 1971a und b, 1972; Sasaki et al. 2001; Suzuki et al. 1968) und B. D. WYKE (Abo-El-Enein 1966; Adzaku et al. 1979), die angesichts einer unstreitigen laryngealen reflexmotorischen Innervation im N. laryngeus superior (Sasaki et al. 1976) wie im N. recurrens (Suzuki et al. 1968) und – wenig überraschend – analog auch afferente Fasern im R. externus n. laryngei superioris belegen (Suzuki et al. 1968), sind nicht übertragbar.

6.4 Ablauf-Hypothese der Phonation

Am Anfang steht die **Phonationsidee**, also die subjektive Entscheidung zur **intendierten** Stimmgebung als spezifisch humaner Funktion. Deren Umsetzung beginnt mit der willkürlich kontrollierbaren Einatmung unter wesentlicher Beteiligung des Zwerchfells mit gleichzeitiger Tiefstellung des Kehlkopfes und Weitung des Vokaltrakts. Für das nachfolgende „präphonatorische Tuning" (Buchthal et al. 1964; Wyke 1974c) müssen je nach Stimmleistung

50–500 ms **vor** Einsetzen eines hörbaren Tons („präphonatorisch") die inspiratorisch geöffneten Stimmlippen über die kortikal-bulbäre Stimulation geschlossen werden, indem nun bilateral die motorische Aktivität des Öffners (M. cricoarytenoideus posterior) reduziert und die Aktivität der Adduktoren reziprok erhöht wird. Erst 50–100 ms später, aber immer noch präphonatorisch, setzt die Ausatmungsaktivität ein. Durch Entspannung von Zwerchfell und **inspiratorischer** Interkostalmuskulatur werden die elastischen Rückstellkräfte von luftgefüllten Lungen und erweitertem Brustkorb wirksam mit unterstützender Aktivierung nun der **exspiratorischen** Interkostal- und Abdominalmuskulatur und **präphonatorischer** Verringerung des Bauchumfangs (Gould et al. 1974).

Mit Erreichen eines kritischen subglottischen Drucks zur Sprengung des intendierten glottischen Widerstands der geschlossenen Stimmlippen beginnt die **akustisch** wahrnehm- und kontrollierbare **Phonation** mit erst dann zeitgleich beginnender Abnahme des Brustumfangs während des Singens (Gould et al. 1974). Über die Dauer der jeweiligen Stimmphrase steuern („stützen") die exspiratorischen Interkostal- und Abdominalmuskeln – wiederum willkürlich kontrollierbar – den für die intendierte Stimmleistung und speziell deren Dynamik notwendigen subglottischen Druck im Zusammenspiel mit den unbewusst stabilisierenden 3 Reflexsystemen des Kehlkopfs.

> Die ständige reflektive Modulation der laryngealen Muskelaktivität während der Phonation mit balancierten, bahnenden und hemmenden Impulsen findet ihren elektromyografischen Ausdruck in irregulär fluktuierenden Aktivitätsmustern der laryngealen Adduktoren bzw. reziproken Mustern der Abduktoren. Spätestens bei jeder Atempause startet dieser Ablauf wieder neu mit Aktivierung des Zwerchfells, das jedoch kurz nach Einsetzen eines Tones während der eigentlichen Phonationsphase wieder entspannt, also im Gegensatz zur noch langläufigen Ansicht ein **inspiratorischer** Atemmuskel ist und **nicht** als sängerische „Stütze" fungiert (Procter 1974; Wyke 1974b und c).

Offen bleibt unseres Erachtens allerdings, wie und wo neuroanatomisch die „Phonationsidee" umgesetzt und mit ihrem komplexen Zusammenspiel verschiedenster Funktionsabläufe koordiniert wird, wo also der Impuls zum „präphonatorischen Tuning" gegeben und die willentliche Entscheidung gefällt wird zur **intentionalen** Stimmgebung, wo zugleich aber auch alle subjektiven, emotionalen und künstlerisch intendierten Einflüsse ihren Eingang in den Phonationsablauf finden. Die Interaktion der kortikalen Repräsentationsareale (Rödel et al. 2004; Olthoff et al. 2008) mit dem 3-teiligen **laryngealen** Reflexsystem dürfte zwar im Nucleus ambiguus auf Höhe der Medulla oblongata erfolgen (Wyke 1974c). Sie vermag aber die Frage nach der Existenz eines vermutlich **subkortikal** regulierenden „Stimmzentrums" ebenso wenig hinreichend zu beantworten wie diejenige nach Art und Ort der trainierbaren Prägung eines „mentalen Konzepts" auf Basis sämtlicher phonatorisch involvierten sensorischen Rückmeldungen.

KAPITEL 7
Konsequenzen der Regelkreissteuerung für Diagnostik, Klinik und Therapie

Auch wenn mit der subkortikalen Regelungszentrale und der reflexmotorischen Efferenz wesentliche Komponenten neuroanatomisch noch nicht nachweisbar sind, darf die neurobiologische Regelkreissteuerung der Stimmfunktion aus vielfältigen Gründen dennoch als gegeben und unseres Wissens alternativlos angenommen werden.

Hierfür hat sich als eine der für uns entscheidenden Bestätigungen deren konsequent-kritische **Anwendung** in der täglichen stimmärztlichen Praxis erwiesen, beginnend mit der Diagnostik (A) der physiologischen, in Besonderheit aber der **pathologischen** Stimmfunktion und ihrer nosologischen Kategorisierung, einer ätiologisch orientierten, glottiszentriert-kausalen Differenzialtherapie (B) und schließlich einer fachärztlichen Kontrolluntersuchung zur möglichst objektiven Bewertung der Effektivität (C). Über dieses routinemäßige „**ABC**" unserer stimmärztlichen Betreuung lässt sich mit jeder neuen Untersuchung entscheiden, ob unsere zunächst theoretische Annahme A sich in der Praxis über B und C bestätigt oder eben nicht. Im letzteren Fall wäre wieder A differenzialdiagnostisch zu überprüfen und einer inhaltlich-methodisch stringenten Therapie zuzuführen. Eine solche, in sich kontrollierte und das eigene Handeln kontrollierende Routine stärkt die fachspezifische Kompetenz und die diagnostisch-therapeutische Sicherheit zum nachweislichen und in der Praxis erlebbaren Vorteil unserer Patienten. Hier bietet die These einer Regelkreissteuerung weitere Hilfen, sofern man sie für sein eigenes Vorgehen grundsätzlich akzeptiert mit ihren 3 zentralen Konsequenzen.

1. Der **diagnostische** Zugang zur aktuellen Stimmfunktion hat sich prinzipiell an der **glottischen** Funktion als Messfühlerebene des stimmregulatorischen Systems zu orientieren, also an der Schwingungs- und vibratorischen Schlussqualität der Stimmlippen, ihrer pathophysiologischen Veränderung oder gar Aufhebung. Erst hieraus findet jegliche supraglottische Kompensationsaktivität ihre plausible Erklärung, sosehr sie auch subjektiv für die Patienten dominieren mag.

Dies gilt in hierarchischer Analogie selbst für den Fall einer Verlagerung der Stimmgebung auf die ventrikuläre oder – bei auch deren Funktionsausfall – die ary-epiglottische Ebene (➤ Kap. 11).

2. Ist die stimmfunktionelle Messfühlerebene **pathologisch** verändert, ist die **gesamte** Stimmfunktion verändert mit all ihren Teilfunktionen. Es resultiert eine **Dysphonie** mit einer Symptomkombination auf all diesen Teilebenen, sei sie organischer, funktioneller oder psychosomatischer Genese.
3. Ungeachtet dieser vielfältigen Symptomatik hat sich die **Therapie** primär auf die Korrektur der **glottischen** Pathophysiologie zu konzentrieren, nicht auf deren kompensatorische Reaktion oder auf Teilebenen wie Atmung oder Verspannungen. Ob die Glottis **korrekturfähig** ist und ggf. mit welchem methodischen Inventar, ist abhängig zu machen vom Ergebnis der fachärztlichen, bestenfalls stimmfunktionellen Diagnostik, nicht vom auditiv-perzeptiven Eindruck.

Wie vorteilhaft sich unter bestimmten zusätzlichen Rahmenbedingungen die Beachtung dieser konzeptionellen Konsequenzen in der Klinik auswirkt, wird später noch an diagnostischen, therapeutischen und rehabilitativen Beispielen zu erörtern sein.

Vor dem Hintergrund der postulierten Regelkreissteuerung ist der von Patienten, Ärzten wie Therapeuten häufig zu hörende Hinweis auf eine „**falsche" Stimmtechnik** zu problematisieren. Die Vorstellung, man mache etwas falsch, ist insofern unzutreffend, als sie eine eigene aktive, wenngleich bis dahin unbewusste Fehlerhaftigkeit der spontanen Phonation suggeriert, die z. B. über Übungen zur Atmung, Wahrnehmung, Stimmsitz etc. zu korrigieren sei. Anlass für solche Hinweise geben oftmals subjektive **„Missempfindungen"** (Parästhesien) als in unserem Verständnis kennzeichnender Symptomatik der phonatorischen **Kompensation** (> Kap. 5), die eben nicht „falsch", sondern aufgrund der glottischen Pathologie für die Patienten momentan notwendig ist.

Gehen diese kompensatorischen Symptome einher mit spezifischen Stimmproblemen wie Heiserkeit, Sprech- oder Singanstrengung, sollte vielmehr als adäquate Reaktion eine **Stimmfunktionsdiagnostik** (> Kap. 8) erfolgen zur Klärung, ob ursächlich in der Tat eine glottische **Pathologie** vorliegt als eventueller Indikation zur adäquaten glottiszentrierten Stimmtherapie. Ohne eine Verbesserung der phonatorischen Messfühlerebene des stimmregulatorisch Systems wären in diesem Fall die Kompensation und damit die „Missempfindungen" nicht zu reduzieren bzw. zu beseitigen.

Liegt jedoch **keine** glottische Pathologie vor, wäre eine sprech- und stimmtechnische Anleitung in der individuell anlagemäßigen Stimmlage zu empfehlen (> Kap. 16). Auch diese für die Gesangspädagogik wichtige Zuordnung bedarf ebenfalls einer Stimmfunktionsdiagnostik und hat zudem das **physiologische Regelkreisprinzip** der laryngealen Doppelphonationsfunktion zu kennen und methodisch zu beherrschen, um muskuläre **Funktionsketten** für die künstlerische Optimierung nutzen zu können und nicht durch isolierte Fehlbelastungen („Stütze") funktionell hinderliche Gegenspannungen zu provozieren.

KAPITEL 8

Stimmfunktionsdiagnostik

Unsere konzeptionellen Ausführungen müssen naturgemäß ihre Konsequenzen auch für die phoniatrische Stimmfunktionsdiagnostik haben. Sie hat sich im Kern auf die Bewertung der **Messfühlerebene** des regulatorischen Systems, die Visualisierung und Analyse der **glottischen** Funktion mit den Parametern der Schwingungsqualität und des vibratorischen Schlussverhaltens primär der Stimmlippen zu konzentrieren. Hierzu bedarf es unverzichtbar einer instrumentellen **Schwingungsanalyse**, wie sie unter üblichen Praxisbedingungen bislang nur mit der **Stroboskopie** leistbar ist (Beck et al. 1959a; Schönhärl 1960; Timcke 1956). **Ohne eine solche Schwingungsanalyse ist keine hinreichende Funktionsdiagnostik des Kehlkopfes für eine effektive und funktionsorientierte Therapieplanung möglich.** Dies gilt nicht nur für die individuell-optimale Therapie **funktioneller**, sondern gleichermaßen auch **organischer** Dysphonien, z. B. für die stimmverbessernde wie kurative Mikrochirurgie gut- und bösartiger Tumore oder sonstiger traumatischer Strukturveränderungen, wie später am Beispiel der Ersatzphonationen (➤ Kap. 11) und den Ergebnissen der Funktionalen postoperativen Stimmrehabilitation (Göttinger Konzept) zu belegen sein wird.

✉ Diese Gewichtung der Stroboskopie (Schönhärl 1960) setzt allerdings die genaue und bewusste Kenntnis ihrer methodischen Einschränkungen voraus, in Besonderheit ihrer nur **virtuellen** Bildgebung, der notwendigen und apparativ zu fordernden **1 : 1-Triggerung**, der automatischen **Verlangsamung** der Blitzfrequenz gegenüber der zu untersuchenden Phonationsfrequenz und insgesamt einer prinzipiell lediglich **qualitativen** Bewertung (Olthoff et al. 2002a, 2007b). Die diagnostisch angemessene Bewertung ihrer Befunde verlangt deshalb eine hinreichende, unter kompetenter Supervision erlernte Erfahrung, die sicherlich nicht in Wochenend-Fortbildungskursen erworben werden kann.

Die als Facharztstandard routinemäßige phonoskopische Videoaufnahme und -analyse erlaubt zugleich eine für Patienten und Therapeuten unmittelbar „ein-sehbare" Besprechung von individuellem Befund und therapeutischer Konsequenz, wie sie rein verbal überhaupt nicht – zumal für medizinische Laien – hinreichend verständlich gelingen könnte; eine völlig neue Informationsdimension, auf die Patienten spontan sehr positiv reagieren (➤ Abb. 8.1).

In Besonderheit die Stroboskopie sollte zudem in der erforderlichen Ruhe und Dauer ohne unnötige und verfälschende Gegenspannung oder Auslösung des Schluckreflexes in Höhe des Zungengrundes erfolgen, weshalb wir routinemäßig zur laryngealen **Funktionsdiagnostik** Zungengrund, Velum und Mesopharynx mit dem Spray (Gingicain®) oberflächlich betäuben. Hierdurch ergibt sich nachweislich **keine** negative Beeinflussung der **glottischen** Schwingung (Zemlin 1969).

Mittelfristig dürfte allerdings die Stroboskopie abgelöst werden durch die in der klinischen Erprobung befindliche, derzeit noch nicht praxisreife **Hochgeschwindigkeits-Phonoskopie** (4.000 Bilder/s) mit Echtzeit-Darstellung aller endolaryngealen Schwingungen und auch einer gewissen **quantitativen** Bildauswertung (Lohscheller et al. 2006, 2008a und b; Yang et al. 2009).

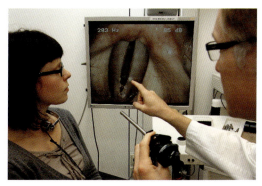

Abb. 8.1 Routinemäßige Video-Phonoskopie mit „ein-sehbarer" Erläuterung von individuellem Befund und therapeutischer Konsequenz

Tab. 8.1 Obligate und fakultative Inhalte der phoniatrischen **Kehlkopf-Funktionsdiagnostik**.	
obligat	• Anamnese • (Video-)Laryngoskopie • **(Video-)Stroboskopie/High-Speed-Phonoskopie** • Stimmanalyse (auditiv, akustisch)
fakultativ	• Elektromyografie (EMG) • kortikale transkranielle Magnetstimulation (cTMS)

Tab. 8.2 Laryngoskopische Beurteilungsparameter der Stimmfunktionsdiagnostik (Glottis, Sub-, Supra-, Epiglottis).	
Morphologie	• Struktur • Oberfläche • Ränder • Farbe
Funktion	• Stimmlippen-Motilität • Stimmlippen-Schluss • phonatorische Taschenfalten-Aktivität • Supraglottis-Konstriktion • Aryknorpel-Mobilität

Sosehr also die Stroboskopie das zentrale und bis zur Ablösung durch die Hochgeschwindigkeits-Phonoskopie unverzichtbare Instrument zur Stimmfunktionsdiagnostik darstellt, bleibt sie ohne gleichzeitige Einbindung in ein umfangreicheres diagnostisches Set unzureichend für die Diagnosenfindung und Therapieplanung (➤ Tab. 8.1). Wie generell bei jeder medizinischen Diagnostik beginnt sie auch hier mit einer sorgfältigen Anamnese und nachfolgend einer differenzierten Laryngoskopie.

Anamnese

Sorgfältige Anamnese meint deren Erstellung nicht mit einem standardisierten Fragebogen, sondern in Gesprächsform durch den fachärztlichen Untersucher selbst, steuert sie doch eine zielführende Differenzialdiagnostik und präzise Diagnosestellung. Nur im Gespräch sind Zwischentöne hörbar, die vielfach entscheidend sein können für die individuelle Problemanalyse der Patienten. Alle spontanen und erfragten Angaben sollten im Sinne des obigen Leitmotivs von SCHÖNHÄRL (➤ Kap. 1) im Untersucher eine **pathophysiologische Hypothese** formen, die es über den gesamten Untersuchungsgang in Form dann einer konkreten, inhaltlich eindeutigen Diagnose zu klären und zu bestätigen gilt. Nicht von ungefähr gilt die Anamnese als Qualitätsausweis für den erfahrenen Untersucher.

Laryngoskopie

Die hierarchisch nachfolgende Laryngoskopie hat sich dann nicht nur auf die Beurteilung der Stimmlippenstruktur und -bewegung zu beschränken, sondern auch die weiteren laryngealen Kompartimente zu untersuchen: Sub-, Supra- und Epiglottis (➤ Tab. 8.2) sowie den hypopharyngealen Schluckweg und postkrikoidalen Raum. Für die thematisierte funktionale Stimmfunktionsdiagnostik spielt hierbei die Beachtung einer supraglottischen Phonationsaktivität eine besondere Rolle. Auch bei speziellen, laryngoskopisch bereits erkennbaren „organischen" Veränderungen wie Stimmlippen-Knötchen (➤ Kap. 16) und Kontaktgranulom (➤ Kap. 18.2) wären wichtige ätiopathologische Aspekte für die Therapieplanung zu berücksichtigen.

Stimmanalyse

Zum Standardinventar einer Stimmfunktionsdiagnostik gehört des Weiteren eine Stimmanalyse. Für Praxisbedingungen wird als subjektive Klassifikation von Heiserkeit die **auditive Perzeption** mit dem **RBH-Schema** empfohlen. Von ursprünglich 16 Kriterien des japanischen Originals sind letztlich **R**auigkeit und **B**ehauchtheit als Konstituenten von **H**eiserkeit verblieben mit einer jeweils 4-stufigen Bewertung (0 keine, 1 geringe, 2 mittelgradige und 3 starke Störung). Der Wert für den Gesamteindruck Heiserkeit darf hierbei nicht niedriger sein als der jeweils höchste Wert von R oder B. Eine Aphonie findet keine Berücksichtigung, wäre aber mit H 4 eindeutig zu kennzeichnen. Multicenter-Studien hätten zwar eine für die interne Praxdokumentation hinreichende Trennung verschiedener stimmlicher Störungsgrade selbst durch ungeübte Hörer ergeben (Anders et al. 1988) mit aus eigener Sicht allerdings durchaus kritischen Intra- und Interrater-Korrelationen.

8 Stimmfunktionsdiagnostik

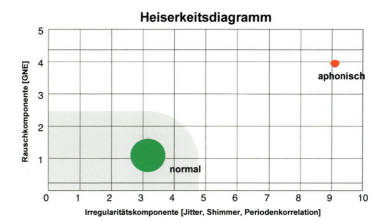

Abb. 8.2 Göttinger Heiserkeitsdiagramm (GHD) von **Normalstimmen** (grün) und **Aphonien** (rot). Gehaltene Vokal-Phonation.

Für gutachterliche, klinische oder wissenschaftliche Fragestellungen ist dieses **subjektive**, in der eigenen Anwendung kaum reproduzierbare Vorgehen ungeeignet (Bielamowicz et al. 1996; Fröhlich et al. 2000a; Kreiman et al. 1994). Hierzu bedarf es vielmehr einer **objektiven Messung** mittels digitaler Signalanalysen. Unter den zahlreichen methodischen und apparativen Angeboten sind hierfür jedoch lediglich Verfahren geeignet, welche die zu fordernden Messgüte-Kriterien erfüllen (Fröhlich et al. 2000a). Hierzu zählen vor allem die Messbarkeit **sämtlicher** Stimmqualitäten von normal bis aphon, die intra-, interindividuelle und gruppenspezifische Stabilität und Reproduzierbarkeit der gemessenen Werte und deren unmittelbar leistbare, einfache und eindeutige Interpretation (Fröhlich et al. 1997a). Diese Bedingungen erfüllt im Unterschied zu anderen Verfahren (Dubiel 1998; Jaeger et al. 2001) unser **Göttinger Heiserkeitsdiagramm** (GHD; Michaelis 2000) mit seinen beiden Achsen für den Wert der Irregularität (x-Achse) und des additiven Rauschens (y-Achse) (➤ Abb. 8.2). Mit der Definition eines neuen Parameters für die Rauschkomponente, der Glottal-to-Noice-Ratio (GNE; Michaelis 2000; Michaelis et al. 1997a) wurde zugleich als weitere Innovation gewährleistet, dass dieser Wert **unabhängig** von den Irregularitätsparametern Jitter und Shimmer (Michaelis et al. 1998a) bestimmt wird.

Damit steht ein **objektives** Messverfahren zur Verfügung (Michaelis et. al. 2001), das – analog zum Audiogramm in der Hördiagnostik – zur Routine zumindest jeglicher Stimmfunktionsdiagnostik gehören sollte (Eysholdt 1998). Die klinischen **Vorteile** für Diagnostik, Behandlungsverläufe und objektive Therapie- und Konzeptevaluation (Fuchs et al. 2002, 2007; Jaeger et al. 2002; Schneider et al. 2003) werden noch differenziert dargestellt (➤ Kap. 11.5). Auch die Entwicklung eines Göttinger Heiserkeitsdiagramms mit **Textanalyse** (GHDT) konnte abgeschlossen werden (Fröhlich et al. 1997b; Lessing 2008; Lessing et al. 1998, 1999).

Elektromyografie und kortikale transkranielle Magnetstimulation (cTMS)

Bei **Motilitätsstörungen** und **Stillständen** der Stimmlippen ist der obligate Untersuchungsablauf indikationsabhängig zu ergänzen durch eine Elektromyografie (EMG) des M. cricothyreoideus (extralaryngeal) und des M. „vocalis" (intralaryngeal) (Sataloff et al. 2004). Motilitätsstörungen können – zumal bei Progredienz – „Früh"-Symptom eines Bronchialkarzinoms sein mit Kompression des N. recurrens, müssen aber andererseits von sich entwickelnden Fixationen abgegrenzt werden, wie sie nach Kehlkopftraumen und Intubationsnarkosen vermutlich durch Abheilung meist subglottischer Wunden in der hinteren Kommissur entstehen können. Solche **Fixationen** können aber ebenso zu kompletten Stimmlippen-Stillständen führen, die nicht voreilig als „Recurrenparesen" fehlgedeutet werden dürfen, sondern mit dem EMG differenzialdiagnostisch von einer **Neurogenese** zu unterscheiden sind. Hiermit sind zugleich auch die verschiedenen Varianten von

Kehlkopf-Lähmungen zu klären mit ihren jeweils spezifischen Therapien und Prognosen (➤ Kap. 12.4).

Die nach Intubationsnarkosen immer wieder beschriebenen, real aber extrem seltenen **Aryknorpel-Luxationen** (Paulsen et al. 1999) sind dagegen kaum mit dem EMG zu diagnostizieren, sondern erfordern zur Verifizierung ein **Spiral-Computertomogramm (Spiral-CT)** des Cricoarytenoid-Gelenks mit 3-D-Rekonstruktion (Niehaus et al. 1997, 1998; Rodenwaldt et al. 1998).

Weniger hilfreich für die Differenzialdiagnostik von Kehlkopf-Lähmungen und traumatischen Myopathien war nach unseren Erfahrungen die **Reflexmyografie** (RMG) wegen ihrer nicht immer reproduzierbaren Ergebnisse (Fasshauer et al. 1994a und b). Hier scheint die **kortikale transkranielle Magnetstimulation** (cTMS) in Kombination mit dem EMG das ungleich überlegenere Verfahren zu sein, gibt sie doch Auskunft über die Funktionsfähigkeit der gesamten Innervationsstrecke von der kortikalen Larynx-Repräsentation bis zur peripheren Zielmuskulatur (Rödel et al. 2004; Schaefer et al. 1985). In Besonderheit für die Begutachtung dürfte dieses Verfahren zukünftig unverzichtbar werden (➤ Abb. 8.3).

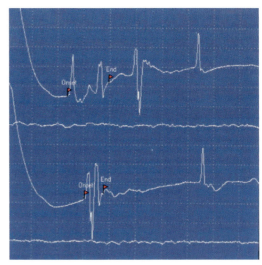

Abb. 8.3 Befund einer **kortikalen transkraniellen Magnetstimulation** (cTMS) am Beispiel einer rechtskortikal-motorischen Stimulation. Beiderseits regelrechte Summenaktionspotenziale (rechts: oben, links unten). Der laryngoskopisch beiderseitige paramediane Stimmlippen-Stillstand kann somit nicht mit einer alio loco diagnostizierten „Recurrensparese beidseits" erklärt werden.

KAPITEL 9

Funktionale Stimmtherapie (Kruse)

Aufgabe jeglicher medizinischer Therapie ist die effektive Bewältigung des Weges von einer konkreten Pathophysiologie in Richtung, bestenfalls bis hin zur individuellen Physiologie. Dieser therapeutische Ansatz ist nur dann mit individuell optimalem Resultat zu realisieren, wenn man seine beiden Pole, hier die konkrete Pathophysiologie und dort die Physiologie der Stimmfunktion auf dem jeweils aktuellen Wissensstand kennt. Mit den bisherigen Ausführungen wird somit einsichtig, dass diese beiden Pole wie zuvor bereits bei der Funktionsdiagnostik ihre Auswirkungen geradezu zwingend zeitigen müssen auch auf das therapeutische Vorgehen.

Stimmstörungen werden in ihrer Relevanz für unseren sozialen und beruflichen Alltag in der Öffentlichkeit noch viel zu häufig bagatellisiert und stimmgestörte Patienten wegen ihrer gesamtkörperlichen Konstitution bei Krankschreibungen eher als Simulanten betrachtet. Angesichts der heutigen hohen Anforderungen an Stimme und Sprache in einer noch steigenden Vielzahl von Berufen (Roy et al. 2005; Ruben 2000) und entsprechender Ängste um Arbeitsplatz und Aufstiegschancen (Smith 1996) spielt für die Stimmtherapie deshalb nicht nur ihre **individuell optimale** Effektivität eine entscheidende Rolle. Vielmehr gilt dies gleichermaßen auch für den **Zeitrahmen**, in dem dieses Resultat erzielt wird.

Stimmtherapien haben folglich **Intensivtherapien** zu sein mit zumindest 1, optimal 2 Sitzungen pro Werktag und dann zumutbaren Behandlungszeiträumen von bestenfalls 3–6 Wochen. Diese Dauer einer effektiven Intensivtherapie ist für Patienten zumutbar und muss ihnen – selbstverständlich ebenso den Therapeuten – für eine effektive Therapie auch abverlangt werden im Unterschied zu meist noch üblichen Behandlungszeiträumen über viele Monate mit dann auch oftmals fraglicher Effektivität. Die Selbstverständlichkeit, mit der bei vielen anderen Erkrankungen in der Medizin eine werktägliche Therapie akzeptiert und realisiert wird, muss auch für die Durchführung **effektiver** Stimmtherapien verlangt werden. „Häusliche Übungen" sind sicherlich **kein** Ersatz für die geforderte Intensität, zumal nicht bei Akzeptanz der phonatorischen **Regelkreissteuerung**. Bei **spontanen**, therapeutisch nicht supervidierten Stimmübungen und gegebener Stimmpathologie wird **unwillkürlich** und primär die dann unumgängliche **supraglottische Kompensation** aktiviert und so die Therapie zumindest eher verlängert, wenn nicht gar ineffektiv.

9.1 Phoniatrische Differenzialdiagnostik der Glottisfunktion

In der konservativen Stimmtherapie hat es primär **nicht** um die stimmtechnische Optimierung einer Stimmpathologie über Atem-, Entspannungs- und Wahrnehmungsübungen zu gehen, sondern um deren **Veränderung** in Richtung oder bis hin zur individuellen Physiologie. Um diese Aufgabe best- und schnellstmöglich erfüllen zu können, ist die differenzierte Kenntnis der jeweils vorliegenden glottischen Pathophysiologie unverzichtbar.

> Umso erstaunlicher erscheint, wie häufig weithin noch konservative Stimmtherapien durchgeführt werden, ohne dass eine **differenzierte Funktionsdiagnose** vorliegt oder – noch schlimmer – überhaupt für das eigene therapeutische Vorgehen für erforderlich gehalten wird. Dabei lässt sich bei kaum einer anderen kommunikativen Störung das therapeutische Vorgehen für Patienten wie Therapeuten so „sichtbar" konkretisieren und in der Behandlungseffektivität kontrollieren wie bei den Stimmstörungen – eine kompetente laryngeale Funktionsdiagnostik allerdings vorausgesetzt.

Wie auch sonst in der Medizin bedarf es folglich in der Stimmtherapie, auch bei organisch bedingten Dysphonien, stets der initialen phoniatrischen **Stimmfunktionsdiagnostik** (➤ Kap. 8) unter Einschluss der **Stroboskopie**, um die gestörten Parameter der Messfühlerebene für die **individuelle** Therapieplanung und Verlaufskontrolle definieren zu können. Zunächst ist jedoch erst einmal grundsätzlich zu entscheiden, **ob** und **wie** dann die **glottische Funktion** wiederhergestellt werden kann: ausschließlich konservativ oder erst nach vorheriger phonochirurgischer oder medikamentöser Intervention.

Kann die Phonation auf **glottischer Ebene** verbleiben, was nach unseren Erfahrungen mit der Funktionalen postoperativen Stimmrehabilitation (➤ Kap. 11) nicht immer für die Patienten die bessere Lösung sein muss, wird der konkrete Funktionsbefund mit Diagnose erstellt, werden auf dieser Basis die therapeutischen Nahziele formuliert, den Patienten anhand ihrer Videoaufnahme Erkrankung und notwendiges Vorgehen erläutert (➤ Abb. 8.1) und den Stimmtherapeuten über den (möglichst bebilderten) Arztbrief mitgeteilt. Entsprechend wird für den verbindlichen fachärztlichen **Kontrolltermin** in der Regel nach spätestens 20 Sitzungen – bei einer Intensivtherapie nach unseren Vorstellungen also nach 2 Wochen – die Vorlage eines Behandlungsberichts erwartet, um die Behandlungseffektivität zu überprüfen und bei Bedarf auch eine eventuell notwendige Änderung der Therapieplanung zeitnah abstimmen zu können. Je nach Verlauf erfolgt dann entweder eine weitere Kontrolle oder die **Abschlussuntersuchung**, die das erreichte stimmfunktionelle Resultat zu dokumentieren hat. Den Patienten wird anhand ihrer Videoaufnahmen die Veränderung vergleichend erklärt und mit ihnen das angemessene stimmliche Verhalten erörtert.

Ist die glottische Funktion **nicht** mehr hinreichend wiederherstellbar oder fällt sie auf Dauer aus, wie beispielsweise nach ausgedehnter Resektion oder Traumatisierung der Stimmlippen, entwickelt sich – unter der Voraussetzung der willkürlichen **Stimmaktivierung** und Vermeidung einer generell viel zu häufig empfohlenen Stimmschonung – **spontan** eine **Taschenfaltenstimme** (➤ Kap. 19) in Bestätigung wiederum der Regelkreissteuerung und der Kompensationssystematik. Diese muss dann therapeutisch nur noch stabilisiert und stimmtechnisch optimiert werden (➤ Kap. 11). Auch für diese Aufgabenstellung ist die phoniatrische Stimmfunktionsdiagnostik unabdingbar, weil die Messfühlerparameter gültig bleiben als objektive Kriterien für die Qualität der individuell erzielbaren **Ersatzstimmgebung** und somit auch zur Bestimmung des Therapieabschlusses. Je symmetrisch gegenläufiger die Schwingungen entwickelt werden können, umso besser und modulationsfähiger ist die auch hier weiterhin **geschlechtstypische** Stimmgüte.

9.2 Störungsspezifischer Therapieteil

Mit diesen funktionellen Befunden können nun funktional ausgebildete Stimmtherapeuten eine zielgerichtete, **diagnosebezogene** Stimmtherapie planen und methodisch umsetzen. Deren Durchführung ist zum einen dahingehend zu unterscheiden, ob als Zielebene die Glottis oder die Supraglottis stimuliert werden soll, methodisch differenzierbar über die Kombination der Phonationsübungen mit **thorako-petalen** (glottischen) bzw. **thorako-fugalen** (supraglottischen) Bewegungsmustern (➤ Kap. 4). In Orientierung am **Stimmfunktionskreis** (➤ Abb. 9.1) beginnen wir deshalb mit der **gesamtkörperlichen Aktivierung** über den der therapeutischen Zielebene entsprechenden funktionalen Bewegungstyp. Bei der in diesem Kapitel dominierenden **Glottiszentrierung** ist in diese Art der körperlichen Aktivierung die Atmung bereits eingebunden, die somit in dieser **systematischen** Zugangsweise kein gesondertes, isoliertes Behandlungsobjekt mehr darstellt. Durch das thorako-petale, einatmungsgesteuerte Bewegungsmuster wird zudem der Kehlkopf gesenkt und der Vokaltrakt geweitet als günstige Voraussetzung für die einzubindende Phonation. Diese über die Art der körperlichen Aktivierung induzierte und getriggerte periphere Einstellung zur Phonation wird **taktil-kinästhetisch** in die „Stimmzentrale" rückgemeldet und in das mentale Phonationskonzept integriert. Mit jeder Wiederholung stabilisiert, optimiert und automatisiert sich letztlich dieser stimmtechnisch kontrollierbare Ablauf als Basis der weiteren glottiszentrierten, diagnoseabhängigen Therapieplanung zur Verbesserung, bestenfalls Normalisierung der pathologischen Messfühlerebene des phonatorischen Regelkreises.

9.2 Störungsspezifischer Therapieteil

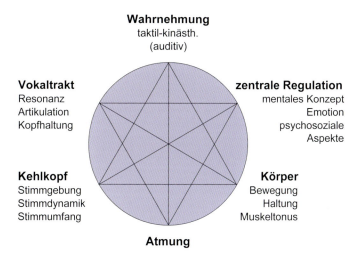

Abb. 9.1 Stimmfunktionskreis (modifiziert nach Haupt 1987).

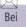
Bei intendierter supraglottischer Ersatzphonation ist zwangsläufig die „hyperfunktionelle" Konfiguration der Phonationseinstellung von Kehlkopf- und Vokaltrakt mit letztlich unvermeidlichen Parästhesien die Basis für die weitere konservative Stimmtherapie, was als Inhalt der Stimmrehabilitation (➤ Kap. 11) dort differenzierter abgehandelt und an dieser Stelle nur angedeutet wird.

Störungsspezifische Ausrichtung der Therapie

Nun gibt es in der Medizin keine Erkrankung, deren Behandlung sich nicht je nach Diagnose zu unterscheiden hat, also störungsspezifisch auszurichten ist. Es kann deshalb auch für eine Stimmtherapie nicht angehen, wenn die beschriebene Funktionsdiagnostik offenbar in der erlebbaren Realität weithin keine entscheidende Bedeutung hat für die Planung und Durchführung einer Stimmtherapie und deren methodische Umsetzung, von einer angeblich immanenten Psychotherapie-Kompetenz (Spiecker-Henke 2008) oder Wiederherstellung einer „Körper-Geist-Seele-Einheit" (Strauch et al. 2006) noch ganz abgesehen.

Wenn unser Modell der Laryngealen Doppelphonationsfunktion (➤ Kap. 5) impliziert, dass die Erkrankung der glottischen Funktion prinzipiell in einer oberbegrifflichen „Hypofunktion", einer stimmlichen **Leistungsminderung** mit konsekutiver „hyperfunktioneller" supraglottischer Kompensation, besteht, wenn diese Kompensation des Weiteren graduell abhängig ist vom **Ausmaß der glottischen Pathophysiologie** und wenn die – hier gestörte – Glottisfunktion als **Messfühlerebene** des stimmregulatorischen Regelkreises fungiert, dann folgt aus alledem, dass jegliche **glottisch orientierte** Stimmtherapie sich generell auf eine **gezielte Kräftigung** der Glottisfunktion zu konzentrieren hat und eben nicht auf die nur sekundäre, ätiologisch irrelevante hyperfunktionelle Kompensation. Je mehr die Glottisfunktion verbessert werden kann, umso weniger ist eine Kompensation erforderlich. Diese Systematik ist video-phonoskopisch objektivierbar und auch subjektiv von den Patienten kontrollierbar am bestenfalls Verschwinden der subjektiv lästigen Parästhesien.

Eine glottische „Hypofunktion" kann allerdings aus stroboskopisch (Messfühlerebene!) unterschiedlichen Befunden resultieren:

- entweder aus einer mehr oder weniger ausgeprägten **Muskelschwäche** (z. B. bei der hypofunktionellen und zentralen Dysphonie, den Formen der inkompletten Mutation oder bei Kehlkopf-Lähmungen) oder
- aus einer **reduzierten bis aufgehobenen Schwingungsfähigkeit** der Stimmlippen (z. B. bei „postoperativen Dysphonien" nach phonochirurgischen oder als „Ersatzphonationen" nach kurativen Operationen oder bei sonstigen „traumatischen Dysphonien").

In beiden Fällen geht es aber stimmtherapeutisch um das Gleiche: die **Verbesserung der Schwingungsfähigkeit** und hierüber der **vibratorischen Schluss-**

qualität. Damit werden sehr bewusst und nach wiederholten Diskussionen anhand konkreter Befunde auch im seinerzeitigen Einverständnis mit SCHÖNHÄRL die von ihm für funktionelle Stimmstörungen definierten Parameter (Schönhärl 1960) unmittelbar auch auf **organische Dysphonien** übertragbar.

Mit dem Ziel der Verbesserung der Schwingungs- und der vibratorischen Schlussfähigkeit von Stimmlippen bzw. einer Neoglottis ist zugleich die entscheidende Aufgabe der konservativen Funktionalen Stimmtherapie benannt: die verbessernde bis normalisierende **Veränderung der glottischen Pathophysiologie**. Hierauf hat sie sich zu konzentrieren, nicht auf die mit der Erkrankung der Messfühlerebene zwangsläufig gekoppelte Symptomatik auf den einzelnen Teilfunktionsebenen der Stimmgebung. Die Vorstellung, über Atemübungen oder über Entspannung die glottische Pathophysiologie entscheidend verändern zu können, ist aus dieser Sicht nicht nachvollziehbar und hat sich in unserer umfangreichen Praxis nicht bestätigen lassen. Ganz im Gegenteil: Es geht um phonatorische Aktivierung, um **Stimulation der glottischen Schwingung**, anders ausgedrückt: um ein gezieltes Training der Glottis in mehrfacher Analogie zum Sporttraining.

Aktivierung und Stimulation der glottischen Struktur werden nicht über eine Stimmschonung erreicht, sondern – in Verbindung mit den genannten gesamtkörperlichen Bewegungsmustern – über **Stimmübungen**, also über individuell angemessene **Stimmbelastung** in bewusstem Unterschied zur Stimmüberlastung. Diese Stimmübungen haben sich an der jeweiligen physiologischen Funktion der glottisch wirksamen Zielmuskulatur zu orientieren, beispielsweise – im Unterschied zum Training der Stimmlippen-Muskulatur – zur **Kräftigung des M. cricothyreoideus** im Aufwärts-Glissando mit synchroner Retroflexion des Kopfes (➤ Kap. 12.4.3) zu erfolgen.

Da außerdem unsere Stimmgebung nicht unabhängig von der Artikulation aktiviert werden kann, es keine lautneutrale Phonation gibt, spielt hierbei auch die Art der Lautgebung eine entscheidende Rolle. Die Stimmübungen sollten unter dieser Zielsetzung ausschließlich mit **Vokalen** erfolgen, weil diese als phonetische „Öffnungslaute" anders als die Konsonanten im Wesentlichen die **Glottis aktivieren**.

Bei zumal ausgeprägten vibratorischen Schlussinsuffizienzen sind bei **einseitigen Erkrankungen** über die Zeit nachteilige Effekte auch auf der primär gesunden kontralateralen Seite für die Therapiegestaltung zu berücksichtigen, funktioniert doch der Kehlkopf bei allen seinen 3 Aufgaben, eben auch bei der Phonation, nach den Prinzipien des **Synergismus** und des **Antagonismus** (Großmann 1912; Grossmann 1913). Ohne Beachtung dieser Komponenten kommt es aufgrund der biologischen Regelkreissteuerung zu einer unnötigen Kompensation bzw. zur relativen Inaktivitätsschwächung des jeweils direkt antagonistischen Muskels, bei insuffizientem oder gar fehlendem Glottisschluss zu einer Reduktion des BERNOULLI-Effekts. Jede Stimmtherapie hat deshalb diesen, bei **jeder** Stimmpathologie je nach Diagnose aber unterschiedlich gestörten Synergismus wieder individuell optimal zu justieren.

In Besonderheit bei **Lähmungen**, aber auch bei anderen **Motilitätsstörungen** lassen sich diese störungsbedingten Nachteile jedoch nicht oder nicht allein über Stimmübungen, nicht mit der gezielten **Willküraktivierung** beheben, weil diese nur die innervierte Muskulatur erreicht. Deshalb ist in solchen Fällen der Synergismus aus pathophysiologischen Gründen grundsätzlich nur durch Einbezug einer zusätzlichen phonationssynchronen **Fremdaktivierung** über die selektive Reizstromtherapie (➤ Kap. 10) zu kräftigen. Anderenfalls würde eine gelähmte Muskulatur nicht in die synergistische Stimulation eingebunden mit der Konsequenz der weiteren Atrophie und der unnötigen supraglottischen Kompensation unter der Voraussetzung allerdings, dass der R. externus des N. laryngeus superior intakt ist (➤ Abb. 9.2).

Behandlungsintensität

Entscheidenden Einfluss auf den Erfolg einer Stimmtherapie hat schließlich deren Intensität. Auch hier gilt die Analogie zum Sporttraining, wonach ein tägliches Training und ein Training an der individuellen oberen Leistungsgrenze effektiver sind als ein Training 1× pro Woche. Auch Stimmtherapien haben diesen Grundsätzen zu folgen mit werktäglichen Sitzungen von in der Regel insgesamt 90 min, meist aufgeteilt in 2 Sitzungen von 45 min mit zwischenzeitlicher Pause zur muskulären Erholung und Behandlung eines anderen (Stimm-)Patienten.

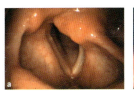 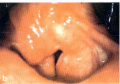

Abb. 9.2 a und b Lupenlaryngoskopische Fotos einer linksseitigen **Vagus-Lähmung mit Taschenfaltenstimme** (a Respiration, b Phonation; ➤ Kap. 19).

Diese empirisch optimale Behandlungsfrequenz erhöht erfahrungsgemäß nicht nur die Effektivität, sondern erreicht diese in erheblich kürzerer, den Stimmpatienten zumutbarer Zeit von durchschnittlich 3–5, maximal 6 Wochen bei bestimmten postoperativen Stimmrehabilitationen (➤ Kap. 11) oder auch zentralen Dysphonien (➤ Kap. 13). Die für die Patienten schneller erlebbaren Fortschritte einer für sie ja primär methodisch wenig nachvollziehbaren konservativen Stimmbehandlung erhöhen zugleich ihre Motivation und Kooperation, was wiederum den Therapiefortschritten und auch dem Ansehen der Therapeuten zugutekommt.

Die Organisation solcher Intensivtherapien ist keinesfalls nur klinischen oder rehabilitativen Einrichtungen vorbehalten, sondern grundsätzlich ebenso in Praxen realisierbar. Wenn Patienten aus verschiedenen, nicht immer ernsthaften Gründen diesen optimalen Rhythmus meinen nicht erfüllen zu können, werden sie auf stimmtherapeutische Alternativen hingewiesen. Jede Verringerung der Frequenz geht zulasten der Effektivität und somit letztlich zulasten des Patienten und seiner Stimmproblematik. Seltsamerweise tritt dieses Problem bei anderen Erkrankungen mit werktäglicher Behandlungserfordernis (z. B. ambulante Rehabilitation; Infusionstherapien) nicht auf. Hier hat offensichtlich die Stimmerkrankung im allgemeinen Bewusstsein noch einen deutlich geringeren Stellenwert. Ernsthaft stimmkranke Patienten sind demgegenüber sehr dankbar für diesen überschaubaren Behandlungszeitraum und finden meist eine konstruktive Lösung. Auch vonseiten der Heilmittel-Verordnung gibt es keine formalen Einwände. Mit Blick auf das erzielbare und objektivierbare Resultat und den insgesamt kürzeren Behandlungszeitraum mit – wenn überhaupt begründbar oder sinnvoll – kürzeren beruflichen Ausfallzeiten dürfte dieses Vorgehen sich eher kostensparend als kostensteigernd auswirken. Hinderlich und vernunftswidrig sind allenfalls die restriktiven Heilmittel-Budgets für die verordnenden Vertragsärzte.

Notwendig erscheint noch eine Bemerkung zum Sinn von „**Häuslichen Übungen**", also von therapeutisch nicht supervidierten, methodisch unkontrollierbaren Stimmübungen. Grundsätzlich können und dürfen sie die zuvor beschriebenen Therapieinhalte und -anforderungen keinesfalls ersetzen, sehr wohl aber unter bestimmten Voraussetzungen und ab einem gewissen Effektivitätsstadium der Therapie unterstützen.

Die noch weithin übliche Praxis von 1× pro Woche Stimmtherapie und ansonsten „häuslichen Übungen" ist nicht zu rechtfertigen, wenn man den Anspruch der Patienten auf best- und eben auch **schnellstmögliche** Behandlung in den Vordergrund unseres medizinischen Handelns stellt. Lässt man sich von den Patienten die alio loco bei diesem Vorgehen empfohlenen Übungen zeigen, sind sie nach der Regelkreissystematik auch inhaltlich vielfach fragwürdig bis unsinnig. Sofern sie überhaupt und dann im Sinne der Therapieplanung auch richtig durchgeführt werden, kann dennoch ein Patient bei seiner so geforderten spontanen – im Unterschied zur therapeutisch kontrollierten – Stimmgebung nicht differenzieren zwischen **glottischer Stimulation** und erkrankungsbedingter **supraglottischer Kompensation**. Insofern dürfte sich der Therapieeffekt eher unnötig verzögern.

Erst wenn die Stimmpatienten das phonationssynchrone funktionale Bewegungsprinzip hinreichend beherrschen, können sie über geeignete „häusliche Übungen" mit dem Transfer des Gelernten in ihren Stimm- und Sprechalltag beginnen, der letztlich deren selbstverantwortliche Leistung bleibt, aber funktional-stimmtherapeutisch anzuleiten ist.

9.3 Störungsunspezifischer Therapieteil

Hierzu dient mit fließendem, keinesfalls kategorischem Übergang, aber letztlich vorrangiger Gewichtung erst „gegen Ende" einer Behandlung der unspezifische Therapieteil. Mit der in Abhängigkeit von der jeweiligen Diagnose therapeutisch erzielten **Veränderung** der glottischen Pathophysiologie bis hin zu deren Abbau wird in aller Regel – als Spiegel auch der Therapeutenqualifikation – ein neues phonatorisches **Funktions- und Leistungsniveau** erreicht, das es nun stimmtechnisch zu **optimieren** und für die Patienten bestmöglich eigenkontrollierbar abzusichern gilt. Diese Aufgabe stellt sich im Grundsatz **unabhängig** von der individuellen Ausgangsdiagnose, ist in diesem Sinne „störungsunspezifisch" und somit bei jeder Stimmpathologie in Orientierung wiederum am Stimmfunktionskreis (➤ Abb. 9.1) verbindlich durchzuführen.

Da sie aber bereits im spezifischen Therapieteil unter allerdings anderer Gewichtung und Zielsetzung immanenter Inhalt ist, muss dieser Anteil bei unveränderter Behandlungsfrequenz nun nicht unnötig lange ausgedehnt werden. Meist ist 1 Woche ausreichend. Laut Rückmeldung so behandelter Patienten bei späteren Kontrollen nach Abschluss der Therapie profitieren sie von dieser stimm- und sprechtechnischen Schulung, haben diese Anleitung für ihren stimmlichen Alltag erfolgreich verinnerlicht und wissen sich bei eventuellen Rückfällen in alte Sprechgewohnheiten mit Wiederauftreten von jetzt für sie deutbaren Parästhesien selbst zu helfen. Wiederholungsbehandlungen sind unter gleicher Zielsetzung ausgesprochen selten erforderlich, es sei denn aus neuer oder bestimmter individueller Indikation bei phoniatrischen Kontrollen.

KAPITEL 10
Selektive Reizstromtherapie

Die intensive Befassung mit der Klinik und Therapie von Kehlkopf-Lähmungen (Kruse 1972, 1978, 1979, 1989b, 2005a, 2006) schloss naturgemäß auch die Reizstromtherapie laryngealer Muskeln ein, weil diese nach anerkannt pathophysiologischen Gesetzmäßigkeiten im Falle ihrer Lähmungen nicht mehr willkürlich aktiviert werden können und ohne Fremdstimulation atrophieren (Großmann 1912; Kirchner 1966) mit allen negativen Folgen für die Kehlkopf-Funktion. Hieraus resultieren jahrzehntelange, entsprechend umfangreiche Erfahrungen in der Anwendung dieses physikalischen Behandlungsverfahrens (Steuernagel 1976) und ihrer Ergebnisse. Doch selbst bei dieser pathophysiologisch eindeutigen, begründbaren Indikation bleibt bis heute dessen Einsatz in der konservativen Behandlung gelähmter Kehlkopf-Muskeln umstritten bis hin zur generellen Ablehnung (Wendler 2005) oder zu falschen Anwendungshinweisen (Wendler et al. 2005).

Bei nachfolgend noch zu erläuternder sachgerechter Anwendung hat sich dagegen die Reizstromtherapie für uns als meist unverzichtbare (**absolute Indikation**) bzw. adjuvant-effektive (**relative Indikation**) Behandlungsmethode der konservativen Stimmtherapie erwiesen und ausgesprochen bewährt, unter allerdings definierten Voraussetzungen wie bei allen anerkannten medizinischen Therapieverfahren.

10.1 Selektive Stimulation laryngealer Muskeln

Im Unterschied zu den üblichen Anwendungen bei Oberflächenstrukturen erfordert die Reizstromanwendung in der Larynxpathologie als Besonderheit die gezielte, selektive Stimulation ausschließlich der **erkrankten** Kehlkopfmuskeln ohne Reaktion der umgebenden Halsmuskulatur (➤ Abb. 10.1) und **ohne** jegliche Schmerzauslösung oder Blasenbildung unter den Oberflächenelektroden.

Diese, für die laryngeale Anwendung unabdingbaren Voraussetzungen sind erfüllbar über die phy-

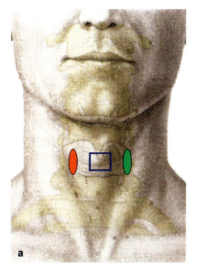
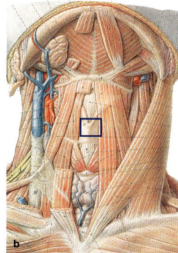

Abb. 10.1 Selektive laryngeale Reizstromapplikation (Elektrodenlokalisation) als spezifische Anforderung für den Einsatz der Elektrisierung in der konservativen Stimmtherapie (Kruse 1989b, 2005).

siologische **Akkommodationsfähigkeit** prinzipiell erregbarer Strukturen, in Besonderheit von Nerven und Muskeln. Anders als bei der bekannten Akkomodationsfähigkeit unserer Augen können sich demnach sowohl Nerv als auch Muskel bis zu einem gewissen Grad an eine wachsende Stromintensität anpassen (akkommodieren), ohne mit Schmerz bzw. Kontraktion zu reagieren. In der praktisch-therapeutischen Umsetzung bedingt dies eine entsprechende Differenzierung zwischen geeigneten und ungeeigneten Stromarten.

10.2 Exponentialstrom als regulierbarer Einzelimpuls

Da seinerzeit der **faradische** Strom wegen seiner Irregularität in der Impulsfolge wie der Inkonstanz der Stromintensität für die Anwendung bei Patienten problematisch war, haben wir für unsere Zielsetzungen den **galvanischen** Impulsstrom gewählt und dessen unterschiedlichen Varianten (➤ Abb. 10.2) auf ihre therapeutische Eignung überprüft. Im Un-

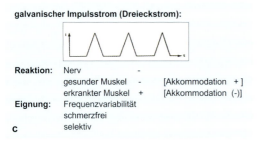

galvanischer Gleichstrom:

Reaktion: Nerv + (cave: Schmerz)
Muskel + (Kontraktion nach Alles-oder-Nichts-Gesetz)
Eignung: zu geringe Frequenz
schmerzhaft
a nicht selektiv

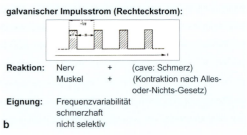

galvanischer Impulsstrom (Rechteckstrom):

Reaktion: Nerv + (cave: Schmerz)
Muskel + (Kontraktion nach Alles-oder-Nichts-Gesetz)
Eignung: Frequenzvariabilität
schmerzhaft
b nicht selektiv

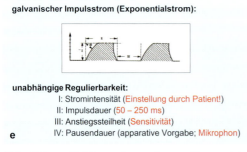

galvanischer Impulsstrom (Dreieckstrom):

Reaktion: Nerv -
gesunder Muskel - [Akkommodation +]
erkrankter Muskel + [Akkommodation (-)]
Eignung: Frequenzvariabilität
schmerzfrei
c selektiv

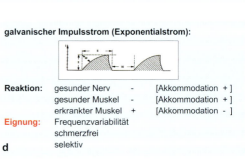

galvanischer Impulsstrom (Exponentialstrom):

Reaktion: gesunder Nerv - [Akkommodation +]
gesunder Muskel - [Akkommodation +]
erkrankter Muskel + [Akkommodation -]
Eignung: Frequenzvariabilität
schmerzfrei
d selektiv

galvanischer Impulsstrom (Exponentialstrom):

unabhängige Regulierbarkeit:
    I: Stromintensität (Einstellung durch Patient!)
    II: Impulsdauer (50 – 250 ms)
    III: Anstiegssteilheit (Sensitivität)
e   IV: Pausendauer (apparative Vorgabe; Mikrophon)

Abb. 10.2 a–e Wahl der geeigneten Stromart (Exponentialstrom) für eine selektive Reizung der erkrankten inneren Kehlkopf- und nicht der umgebenden gesunden Halsmuskulatur unter Nutzung von galvanischen Impulsströmen und der unterschiedlichen Akkommodation von gesunden vs. erkrankten Nerven und Muskeln mit individuell regelbaren Parametern.
a) Gleichstrom, b) Rechteckstrom, c) Dreieckstrom, d) Exponentialstrom, e) einzeln regelbare Parameter.

terschied zur Ausgangsform des konstanten Gleichstroms war der Vorteil aller Impulsströme der erwünschte Gewinn an Reizfrequenz. Nicht brauchbar war jedoch der „Rechteckstrom" wegen des unmittelbaren, unverzögerten Anstiegs auf die eingestellte Intensität und somit des Wegfalls der Akkommodationsoption mit der Folge von Schmerz und fehlender Selektivität der muskulären Kontraktion. Diese Nachteile waren durch einen linear verzögerten Anstieg der Stromintensität („Dreieckstrom") zu vermeiden und durch eine weitere Verzögerungsmodifikation der Intensitätssteigerung als „Exponentialstrom" und Einzelimpuls zu optimieren.

Mit dieser Stromform ist es außerdem möglich, die 4 Reizstromparameter Stromintensität (mA), Impulsdauer (ms), Anstiegssteilheit (Sensitivität) und die Pausendauer (s; außer bei Aphonie mikrophongesteuert mit individueller Phonation **synchronisiert**) einzeln und unabhängig voneinander zu regulieren, wiederum eine entscheidende Vorgabe für die Effektivität der laryngealen Elektrotherapie. Angesichts fehlender apparativer Angebote hat ein damaliger Mitarbeiter (Dipl.-Ing.) speziell für die konservative Stimmtherapie ein neues Gerät konstruiert, das mit noch weiteren technischen Details als Laryngoton® (➤ Abb. 10.3) kommerziell vertrieben wird und nach dem Medizinproduktegesetz (MPG) zur zertifizierten sachgerechten Anwendung am Menschen zugelassen ist.

10.3 Indikationen für die selektive Reizstromtherapie

Die **Kehlkopf-Funktionen** Schlucken, Atmung und Stimmgebung sind stets als spezifische muskuläre **Synergismen** (Grossmann 1913) mit immanent unterschiedlichen **Antagonismen** (Großmann 1912) zu denken. Deshalb beinhaltet jede Erkrankung einzelner laryngealer Muskel eine **Störung** dieses Funktionsmusters, die es therapeutisch bestmöglich zu korrigieren gilt unter Beachtung der konkreten pathophysiologischen Konstellation.

Bezogen auf die thematisch dominante **Stimmgebung** ist folglich über die phoniatrische Stimmfunktionsdiagnostik (➤ Kap. 8) für die individuelle Therapieplanung zu definieren, welche Muskeln der glottischen Funktion als regulatorischer Messfühler und der supraglottischen Kompensation ausgefallen bzw. geschwächt und welche noch funktionsfähig sind. Damit wird zugleich klar, in welcher Weise diese Situation sich nachteilig auf den Synergismus und die jeweiligen Antagonismen auswirkt. Unbehandelt kommt es nämlich über die Zeit bei den **homolateralen** Antagonisten zur „Inaktivitätsatrophie" (Großmann 1912), zutreffender **Hypaktivitätsdystrophie**, über die Störung des Synergismus, zumal bei insuffizientem bis fehlendem Glottisschluss (z. B. bei einseitiger Stimmlippen-Lähmung), aber auch von **kontralateralen**, primär nicht erkrankten Muskeln (➤ Abb. 10.4).

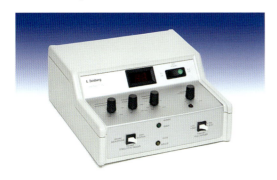

Abb. 10.3 Speziell für die konservative Stimmtherapie entwickeltes und kommerziell erhältliches Reizstromgerät „Laryngoton®".

Wie ausgeprägt ohne gezielte und adäquate Stimulation bei Lähmungen die Atrophie bis zum kompletten bindegewebigen Ersatz der ursprünglich muskulären Substanz fortschreiten kann, ist besonders eindrucksvoll einer Kasuistik nach einem Neoplasma im linken Foramen jugulare (Kirchner 1966) zu entnehmen. Nach 8-jährigem, metastasierendem Krankheitsverlauf zeigte sich postmortal ein totaler Schwund der homolateralen Stimmlippen- und Taschenfaltenmuskulatur bei Erhalt von Drüsen und Gefäßen (➤ Abb. 10.5). Ausgenommen von dieser Atrophie ist lediglich der unpaare M. interarytenoideus aufgrund seiner bilateralen Innervation (➤ Kap. 2.2).

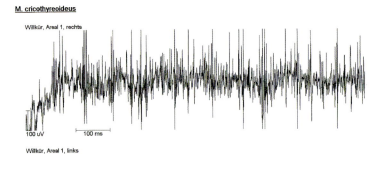

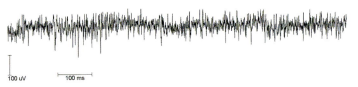

Abb. 10.4 Elektromyografische **Hypaktivität** des homolateralen, **nicht** gelähmten M. cricothyreoideus (unten) bei linksseitiger Lähmung des N. laryngeus inferior („recurrens") infolge des **gestörten Antagonismus** bei normaler Aktivität des rechten Muskels (oben).

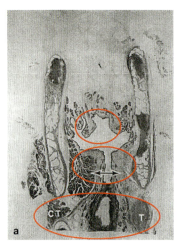 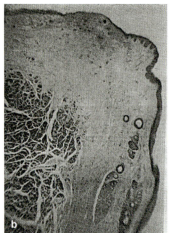 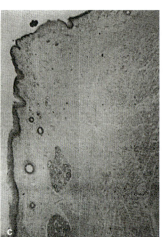

Abb. 10.5 a und b Beispiel einer kompletten homolateralen Atrophie sämtlicher Kehlkopfmuskeln (auch des M. ventricularis!) mit Ausnahme des **bilateral** innervierten M. interarytenoideus bei einem Neoplasma des **linken** N. vagus in Höhe des Foramen jugulare (CT: M. cricothyreoideus; T: Teflon). Postmortaler Kehlkopfschnitt (a) nach 8-jährigem Krankheitsverlauf; (b und c) Ausschnittsvergrößerung der Stimmlippen mit dem Erhalt von Drüsen und Gefäßen (c), (Kirchner 1966).

10.3.1 Absolute Indikationen

Nun sind in aller Regel neben den erkrankten auch noch primär gesunde Muskeln vorhanden. Deshalb machen Phonationsübungen Sinn und gehören grundsätzlich als **Willküraktivierung** zum eindeutig vorrangigen Standardinventar jeder konservativen Stimmtherapie (Kruse 2005, 2006). Andererseits lassen sich erkrankte Muskeln entweder funktionell unzureichend oder gar nicht mehr willkürlich aktivieren und bedürfen der zusätzlichen, allerdings immer **phonationssynchronen Fremdaktivierung** mithilfe des selektiven Reizstroms. Pathophysiologisch am plausibelsten ist dies bei allen Formen der „**Kehlkopf-Lähmungen**" (➤ Kap. 12.4), zu deren konservativer Behandlung deshalb der sachgerechte Einsatz von Reizstrom unverzichtbar, also absolut indiziert ist (➤ Abb. 10.6). Gleiches gilt für „**zentrale Dysphonien**" (➤ Kap. 13) aufgrund ihrer Läsion im I. motorischen Neuron.

10.3 Indikationen für die selektive Reizstromtherapie

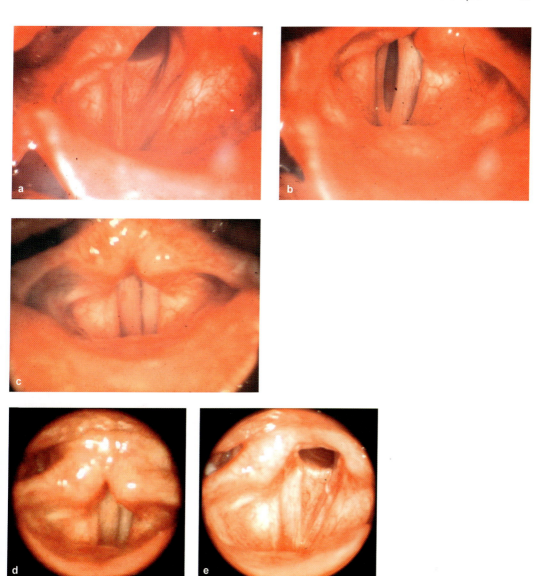

Abb. 10.6 a–e Lupenlaryngoskopische Effektivitititäts- und Verlaufskontrolle einer konservativen Stimm- und selektiven Reizstromtherapie bei einer Lähmung des N. laryngeus inferior („recurrens") rechts.
a) Ausgangsbefund Respiration
b) Ausgangsbefund Phonation
c) Therapieresultat 3 Wochen später (Phonation)
d und e) Befundkonstanz 10 Jahre nach Therapieabschluss (d) trotz **persistierender** Lähmung (e).

> Im Gegensatz zur Literatur (z. B. Wendler et al. 2005) ist aufgrund der beiderseitigen kortikalen Repräsentation der Larynx-Areale (Olthoff et al. 2008; Rödel 2004) und ihrer nur überwiegend, aber nicht komplett gekreuzten kortikobulbären Nervenverbindung („Pyramidenbahn") zum Kerngebiet der Hirnnerven eine **isolierte** zentrale „Lähmung" im Kehlkopf als pathoätiologisch symmetrische, lokalisierte Läsion beider kortikalen Larynxareale real nicht vorstellbar. Sehr wohl können dagegen elektromyografisch differenzierbare Motilitätsstörungen resultieren, die u. a. auch als Spasmen imponieren und offenbar in der Neurologie terminologisch ebenfalls unter „Lähmungen" subsumiert werden (➤ Kap. 12).

Nach eigenen Untersuchungen (➤ Kap. 13) ist im Unterschied zu den peripheren Kehlkopf-Lähmungen für diese **zentralen Dysphonien** nicht der Ausfall der Willküraktivierung einzelner gelähmter Muskeln kennzeichnend, sondern eine zentral-neuronale **Minderaktivierung** im Sinne einer neuropathologischen systemischen „Antriebsschwäche". Diese systemische Minderaktivierung als Ausdruck der zentral-neurologischen Grunderkrankung hat peripher-intralaryngeal eine **ausgeprägte Muskelschwäche** beider Stimmlippen zur Folge. Zur effektiven Stimmtherapie bedarf es hier deshalb ebenfalls aus absoluter Indikation der zusätzlichen Reizstromtherapie zur intensiven Kräftigung der geschwächten Stimmlippen-Muskulatur. Im Unterschied zum weithin üblichen Lee-Silverman-Voice-Treatment (LSVT) (Benecke et al. 2006; Penner et al. 2008; Ramig et al. 1995) mit alleiniger Willküraktivierung lässt sich die Stimme mit der selektiven Elektrisierung in Kombination mit der – je nach körperlicher Bewegungseinschränkung der Patienten – individuell zu modifizierenden Funktionalen Stimmtherapie deutlich effektiver kräftigen (➤ Abb. 13.4), aber angesichts der Grunderkrankung nicht mehr normalisieren. Über diesen Weg dürfte sich zugleich die Sprechanstrengung reduzieren und damit wohl auch eine parallel vorkommende dysarthrische Symptomatik.

> Eine solche **Stimmschwäche**, wie sie auch von Patienten mit Morbus Parkinson häufig angegeben wird, kann eine ernstzunehmende Erstsymptomatik einer neurodegenerativen Erkrankung sein, die – zumal in der Kombination mit einer Dysarthrie oder Dysphagie – neurophysiologisch weiter abzuklären ist und nicht mit einer „hypofunktionellen Dysphonie" (➤ Kap. 14.1) verwechselt werden darf.

Weitere absolute Indikationen für den selektiven Reizstrom sehen wir in der Behandlung von traumatisierter bzw. destruierter Phonationsstruktur, wie sie regelhaft nach kurativer Teilresektion von Kehlkopf-Karzinomen als „**Ersatzphonationen**" vorkommen (➤ Kap. 11) oder nach „stimmverbessernder" Phonochirurgie gutartiger Neubildungen als „**postoperative Dysphonien**" (➤ Kap. 20) im Sinne vor allem von intravokalen Mikrotraumen persistieren können. In beiden Fällen bedarf die **individuell optimale** Verbesserung der phonatorischen Schwingungs- und Schlussqualität der Einbindung der Elektrisierung in das stimmtherapeutische Konzept.

Es sei jedoch ausdrücklich hervorgehoben, dass selbst bei solchen absoluten Indikationen der entscheidende Therapieschwerpunkt **nicht** auf der Reizstromanwendung liegt, sondern auf der qualifizierten, glottiszentrierten Funktionalen Stimmtherapie (➤ Kap. 9). Der Reizstrom ist in diese primäre stimmtherapeutische Aufgabenstellung „lediglich" zu integrieren und hat die für eine effektive Behandlung allerdings unverzichtbare Funktion, in die geforderte Re-Justierung des jeweils gestörten muskulären glottischen Synergismus auch die gelähmte, antriebsgeschwächte oder traumatisierte Muskulatur mit einzubeziehen. Eine undifferenzierte spontane Stimmgebung ohne therapeutische Kontrolle der zugehörigen einatmungsgesteuerten körperlichen Aktivierung und ohne Reizstrom könnte dagegen nach dem Regelkreisprinzip eher die supraglottische Kompensation fördern und insofern sogar kontraproduktiv wirken.

10.3.2 Relative Indikationen

Die über Jahrzehnte ausgesprochen positiven Erfahrungen mit dieser Form der selektiven Reizstromtherapie (Kruse 1989b, 2005a; Schleier et al. 1980) haben uns den Indikations- und Anwendungsbereich ausweiten lassen auch auf alle meist funktionellen laryngealen **Myopathien**, prototypisch bei der „hypofunktionellen Dysphonie" (➤ Kap. 14.1) und der „inkompletten Mutation", speziell deren häufigster Variante, der „larvierten Mutation" (➤ Kap. 15.2). Auch die zuvor genannten **Hypaktivitätsdystrophien** im Rahmen des laryngealen Synergismus bei einseitig-lähmungsbedingter oder traumatischer Störung sind dieser Indikation zuzuordnen. Pathophysiologisch, diagnostisch und symptomatisch dominiert in diesen Fällen eine Schwäche der Stimmlippen-Muskulatur trotz intakter Innervation, die es in Analogie zum Sporttraining durch eine nicht nur effektive störungsspezifische Intensivtherapie, sondern zugleich auch schnellstmöglich zu behandeln gilt (➤ Kap. 9.2). Unter dieser Zielsetzung hat das „Training" möglichst an der individuell „oberen Leistungsgrenze" zu erfolgen.

Ist die Akkommodationsfähigkeit noch nicht reduziert, wäre dies für uns neben den Kontraindikationen zugleich die einzige Indikationsausnahme, entspricht doch ansonsten nach unserem Konzept der Doppelphonationsfunktion (➤ Kap. 5) **jede** glottische Erkrankung als pathophysiologisch veränderte Messfühlerebene einer oberbegrifflichen „Hypofunktion", auch bei den Stimmlippen-Knötchen (➤ Kap. 16).

10.3.3 Kontraindikationen

Nur wenn zwischen den auf der Halsoberfläche platzierten Elektroden im nachweislich eng begrenzten elektrischen Feld Metallobjekte gelagert sind, kann der Stromfluss **irregulär** abgelenkt werden. Dies könnte auf Patienten zutreffen, die wegen einer beidseitigen Lähmung des N. recurrens mit hochgradiger Dyspnoe tracheotomiert wurden. Für die dann erforderliche konservative Stimmtherapie mit absoluter Reizstrom-Indikation muss während der Therapiesitzungen eine eventuelle **Metallkanüle** entweder herausgenommen oder durch eine Plastikkanüle ersetzt werden.

Irreguläre Reizstrom-Sensationen können auch Folge von **Metallclips** nach Halsoperationen sein, von deren Existenz die Patienten in aller Regel nichts wissen. Insofern ist dann anamnestisch gezielt nach solchen regionären Voroperationen zu fragen und beim Auftreten dieser an sich ungefährlichen, aber unkontrollierbaren atypisch lokalisierten Empfindungen die Elektrisierung abzubrechen, zumindest bis zur fachärztlichen Klärung, ggf. über eine lokale Bildgebung.

Theoretisch wäre in der Stimmtherapie die Überschreitung der oberen Leistungsgrenze an einer durch die Übungen **verstärkten** phonatorischen Kompensation festzumachen mit **Zunahme** der subjektiven paralaryngealen Parästhesien (➤ Kap. 5).

Der über ein dünnes, de facto nicht störendes Kabel in die bewegungsorientierte Funktionale Stimmtherapie integrierte und phonationssynchronisierte Reizstromimpuls ist – von relativ seltenen Kontraindikationen (➤ Kap.10.4) abgesehen – völlig schmerzfrei. Er soll theoretisch in der stimmaktiven Übungssituation den Patienten einen gewissen Teil ihrer willkürlichen Stimmbelastung in Richtung ihrer „oberen Leistungsgrenze" abnehmen mit dann empirisch nicht nur **effektiverer**, sondern auch **schneller** erzielbarer Stimmverbesserung. Dies berichten wiederholt Patienten, die zuvor wegen derselben Stimmstörung auswärts nach anderen Konzepten ohne Reizstrom behandelt wurden. Warum soll also auf dieses bewährte, praktisch nebenwirkungsfreie Therapieverfahren verzichtet werden? Bei anderen erprobten therapeutischen Verfahren käme man erst gar nicht auf diese Idee.

In diesem Sinne sehen wir hier somit eine relative Indikation ab einem gewissen Grad der Muskelerkrankung mit dann **reduzierter Akkommodationsfähigkeit** als Voraussetzung für die geforderte Selektivität.

Überhaupt sollten derartige **von der Norm abweichende Sensationen** grundsätzlich Anlass sein, die sachgerechte Anwendung und Elektrodenlagerung kritisch zu überprüfen und bei ineffektiver Korrektur mit dem verordnenden Arzt bezüglich der weiteren Anwendung Rücksprache zu nehmen.

Als Kontraindikation ist auch eine **kutane Hypersensibilität** mit Bläschenbildung unter den Elektroden trotz sachgerechter Anwendung zu werten. Sie ist zu unterscheiden von ebenso kontraindikativ zu akzeptierenden, meist subjektiv aversiven **Intole-**

ranzen bei noch eindeutig unterschwelliger Stromintensität, die im Übrigen grundsätzlich nur von den Patienten, nie von den Therapeuten aktiviert und reguliert werden darf.

Über das schmale wirksame elektrische Feld hinaus haben sich keinerlei Nebeneffekte der Elektrisierung gezeigt, weder subjektiv nach oben (Zahnplomben!) noch – kardiologisch objektiviert – nach unten (**Herzschrittmacher**). Trotzdem würde man im letzteren Fall aus Gründen der Patientensicherheit bei gegebener absoluter Indikation den Reizstrom nur innerhalb einer Klinik applizieren und die konservative Stimmtherapie dorthin ambulant verlagern.

KAPITEL 11
Funktionale postoperative Stimmrehabilitation (Göttinger Konzept)

Mit dem Begriff der „Stimmrehabilitation" sollen Zustände nach **kurativ**-operativer oder irreversibel traumatischer Destruktion der unmittelbaren Phonationsstruktur gekennzeichnet werden, die von vornherein eine strukturelle und funktionelle Restitutio ad integrum ausschließen.

11.1 Organ- und funktionserhaltende Laser-Mikrochirurgie von Larynx-Karzinomen

Diese Konstellation bietet sich zunehmend häufiger, weil Kehlkopf-Karzinome aller Tumorstadien nach dem **minimal-invasiven** endoskopisch-lasermikrochirurgischen Konzept von STEINER **organerhaltend** reseziert werden können (Steiner 1993; Steiner et al. 2000). Sofern klinisch eine Laryngektomie vermeidbar ist, wird mit der **Teilresektion** unterschiedlichen Ausmaßes der Tumor onkologisch mit gleicher Sicherheit und histologisch kontrolliert „im Gesunden" entfernt wie bei alternativen Operationskonzepten. Umgekehrt werden aber alle gesunden Strukturen belassen und nicht unnötig destruiert, bei entsprechender Frühdiagnostik in oftmals sogar erstaunlich großem Umfang.

Mit dieser organerhaltenden Strategie bieten sich ungleich günstigere Voraussetzungen für eine gleichzeitig auch **funktionserhaltende** Chirurgie, wie sie heute fächerübergreifend gefordert ist. Nach den umfangreichen Göttinger Erfahrungen (Steiner 1993; Steiner et al. 2000) sind bei adäquater Indikationsstellung und Durchführung mit Vermeidung einer Tracheotomie postoperativ persistierende **Atmungs- und Schluckstörungen** ausgesprochen selten, wobei insbesondere eine absehbare Schluckproblematik stets als ein gewichtiges Argument zugunsten einer Laryngektomie gesehen wurde.

Unvermeidlich ist dagegen eine postoperative **Heiserkeit** unterschiedlichen, vielfach erheblichen Grades. Anders als bei allen anderen Ursachen von Heiserkeit existierten für solche teilresezierten Patienten weltweit keine spezifischen stimmrehabilitativen Konzepte, geschweige denn Erfahrungen mit deren Effektivität und standardisierten objektiven Stimmanalysen. Dies verwundert umso mehr, als die postoperative Stimmfunktion nach dem Organerhalt für die Patienten in allen beruflichen, sozialen und persönlichen Belangen einen entscheidenden Faktor für ihre posttherapeutische Lebensplanung darstellt. Insofern muss nach der Entscheidung für einen voraussichtlich möglichen Organerhalt auch diese Thematik als phoniatrische Aufgabe einen gebührenden Raum bereits bei der **präoperativen** Aufklärung und Beratung der Patienten beanspruchen, ebenso wie sie bei der postoperativen Betreuung und danach bei allen onkologisch gebotenen Kontrolluntersuchungen ihren Stellenwert behalten sollte (Kruse 1997, 2000).

11.2 Postoperative und postrehabilitative Ersatzphonationsmechanismen

Mit Unterstützung der Deutschen Krebshilfe e. V. haben wir in enger und geradezu vorbildlicher Kooperation mit der Abteilung HNO-Heilkunde unter Leitung von Prof. Steiner in einer interdisziplinären Arbeitsgruppe von Fachärzten, Logopädinnen und – über parallele Projekte der Deutschen Forschungsgemeinschaft – von Physikern des III. Physikalischen Instituts unser „Göttinger Konzept" der Funktionalen postoperativen Stimmrehabilitation erarbeitet (Bender 1998; Kruse 2006; Kruse et al. 1997). Da jedoch auch mit diesem international innovativen Konzept sich die Stimme grundsätzlich nicht mehr normalisieren, wenngleich in Einzelfällen durchaus erstaunlich weit **verbessern** lässt, bezeichnen wir diese spezielle Stimmgebung nach kurativer Resektion von Kehlkopf-Karzinomen und unumgänglicher operativer Destruktion der Phonationsstruktur als „**Ersatzphonationen**" (Beck et al. 1959a), um bei den Patienten keine falschen Erwartungen hinsichtlich einer Normalisierbarkeit ihrer Stimme zu wecken.

Aufbauend auf den in allen bisherigen Kapiteln erläuterten Theorie- und Praxisbausteinen der Funktionalen Stimmtherapie (Kruse) (Kruse 1991, 2006) konnte im Ergebnis eine resektionsangepasste **Systematik** der rehabilitativen Stimmverbesserung erstellt werden mit einer Behandlungsdauer von mindestens 2 und maximal 6 Wochen bei intensiver, werktäglich 2-maliger Behandlung (➤ Kap. 9, ➤ Kap. 10).

Demnach finden wir korrespondierend zu den 3 endolaryngealen Sphinkterebenen nun hier auch prinzipiell **3 Ersatzphonationsebenen**, und zwar abhängig vom Ausmaß der endolaryngealen Tumorresektion (➤ Abb. 11.1).

Bei einer **partiellen Chordektomie** mit einer Resektionstiefe unter 0,5 cm ist nach unseren Daten (Imhäuser et al. 1995) rehabilitativ eine **glottische Ersatzphonation** zu erzielen mit wiedererlangter Schwingungsfähigkeit der operierten Stimmlippe (➤ Abb. 11.2).

Ersatzphonationsebenen	Voraussetzungen
glottisch mit Stl.-Schwingung	partielle Chordektomie max. Resektionstiefe < 0,5 cm
pseudo-glottisch ohne Stl.-Schwingung	partielle Chordektomie Resektionstiefe > 0,5 cm subtotale oder komplette Chordektomie mit Stl.-ähnlicher Narbenkonfiguration
ventrikulär	komplette Chordektomie partielle Taschenfaltenresektion
ary-epiglottisch	vertikale Teilresektion und mehr
glotto-ventrikulär Sonderform (nicht nur postoperativ)	subtotale oder komplette Chordektomie

Abb. 11.1 Varianten und Parameter postrehabilitativ erzielbarer Ersatzphonationen.

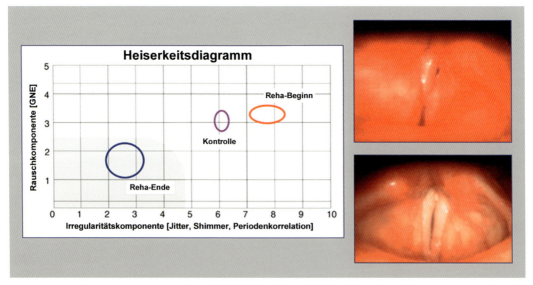

Abb.11.2 GHD mit akustisch-grafischer Objektivierung eines individuellen Verlaufs einer Funktionalen postoperativen Stimmrehabilitation nach **beidseitiger partieller Chordektomie** mit funktional-methodischer Verlagerung der Ersatzphonation von der postoperativ insuffizienten **ventrikulären** (oberes Foto) zurück auf die **glottische Ebene** (unteres Foto).

11.2 Postoperative und postrehabilitative Ersatzphonationsmechanismen

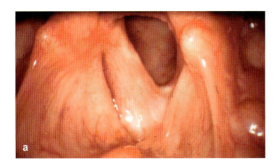
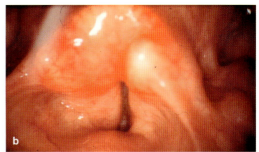
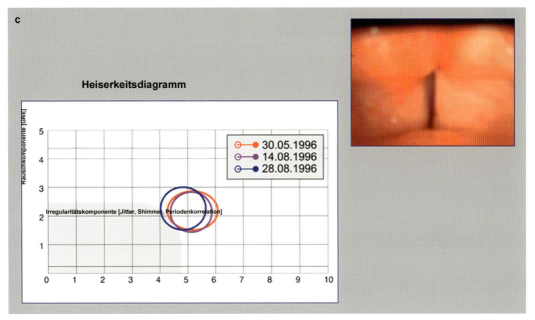

Abb. 11.3 a–c Lupenlaryngoskopische Fotos einer **ventrikulären Ersatzphonation** (b) nach kompletter Chordektomie (a) bei einer Patientin und postrehabilitativer GHD-Verlauf (c).

> In dem gezeigten Beispiel wurde nach sogar beidseitiger Operation die postoperativ insuffiziente Stimmgebung auf Taschenfaltenebene rehabilitativ zugleich auf die hier leistungsfähigere glottische Ebene zurückverlagert; eine Option, die methodisch alternativlos ausschließlich mit unserem **funktionalen Konzept** realisierbar ist (Bender 1998).

Nach **subtotaler** oder **kompletter Chordektomie** resultiert eine **ventrikuläre Ersatzphonation** (➤ Abb. 11.3), stroboskopisch verifizierbar durch die phonatorischen Schwingungen nun der Taschenfalten (➤ Abb. 11.4). Diese Variante bildet sich meist spontan in Konsequenz und Bestätigung der Regelkreissteuerung, sofern solche Patienten bei der **postoperativen** Kontrolle noch während des stationären Aufenthalts über das notwendige und mögliche Stimmverhalten beraten wurden. Stimmrehabilitativ geht es dann um die dynamische und melodische Optimierung und Stabilisierung (Bender 1998) mit einem Zeitaufwand von 2–3 Wochen.

Muss zusätzlich zur Stimmlippe auch die Taschenfalte tumorbedingt entfernt werden, verbleibt als 3. Variante die **ary-epiglottische Ersatzphonation** (> Abb. 11.5) in Höhe des Kehlkopf-Eingangs. Trotz der dann zwangsläufig noch stärkeren Heiserkeit und geringeren Dynamik ist die verbleibende Stimme aber immer noch leistungsfähiger als bei stimmprothetisch versorgten laryngektomierten Patienten (Olthoff et al. 2000, 2003) mit dem weiteren Vorteil der nicht erforderlichen Tracheotomie.

> Individuelle **Sonderformen** betreffen die **pseudoglottische Ersatzphonation** mit vernarbter, nicht mehr schwingungsfähiger Rest-Stimmlippe, aber Verbleib der Ersatzphonation auf der glottischen Ebene und die **glotto-ventrikuläre** zwischen der nicht-operierten Stimmlippe und der kontralateralen Taschenfalte anstelle der operierten Stimmlippe. Diese Sonderformen sind in aller Regel stimmlich weniger leistungsfähig im Vergleich zur alternativen **ventrikulären** Ersatzphonation, die wir deshalb heute bei Männern (z. B. wegen der passenderen Sprechstimmlage) wie auch bei Frauen bevorzugen, zumal die Kehlkopfgröße und damit der **weibliche** Stimmcharakter auch bei Ersatzphonationen erhalten bleiben.

Unser gleichzeitig entwickeltes **Göttinger Heiserkeitsdiagramm** (GHD) mit erstmals reproduzierbarer Messbarkeit sämtlicher Stimmgüten zwischen normal und aphon (Fröhlich 1999; Fröhlich et al. 1997a und b, 1998a–c; Kruse et al. 1997; Lessing 2008; Lessing et al. 1998, 1999; Michaelis 2000; Michaelis et al. 1995a und b, 1996, 1997a und b, 1998a und b; Zwirner et al. 1995, 1996, 1998) ermöglicht außerdem einen objektiven Vergleich der **postoperativen** mit den **postrehabilitativen Stimmqualitäten**. Analysiert wurden jeweils gehaltene Vokalphonationen (wie bei der Endoskopie) und ein gelesener Standardtext („Nordwind und Sonne"). Auf diese Weise lassen sich sowohl individuelle Rehabilitationsverläufe (> Abb. 11.2) als auch akustische Gruppenanalysen objektiv evaluieren (> Abb. 11.6).

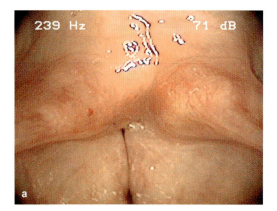
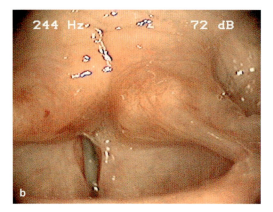
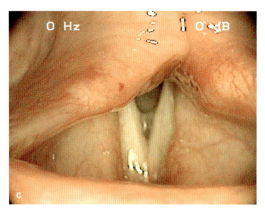

Abb. 11.4 a–c Optimale, symmetrische Schwingungsqualität einer erwünschten weiblichen Taschenfaltenstimme bei Zustand nach **Glottiserweiterung**.
a) Stroboskopie: maximaler Schluss
b) Stroboskopie: maximale Öffnung
c) Respiration (normale Lungenfunktion)

11.2 Postoperative und postrehabilitative Ersatzphonationsmechanismen

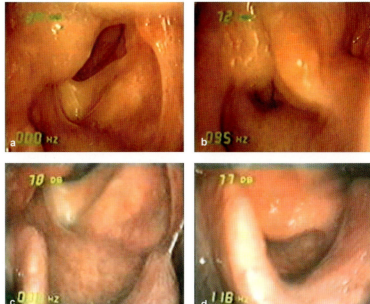

Abb. 11.5 a–d Lupenlaryngoskopische Fotos einer postrehabilitativen **ary-epiglottischen Ersatzphonation** bei Zustand nach endolaryngealer Teilresektion rechts.
a) postoperativ, Respiration
b) postoperativ Phonation (ineffektive Neoglottis im Ary-Bereich)
c) postrehabilitativ, Respiration
d) postrehabilitativ, Phonation (90°-Bewegung der linken ary-epiglottischen Falte und Kontakt mit dem Petiolus-Bereich der Epiglottis)

Damit stehen **metrische stimmfunktionelle Daten als Zielgrößen** für den Abgleich mit anderen Interventionsstrategien bei Kehlkopf-Karzinomen zur Verfügung. Allerdings dürfen für einen reellen Vergleich nicht die postoperativen, sondern die **postrehabilitativen** Ergebnisse herangezogen werden.

So können wir die angeblichen Vorteile einer primären **Radiotherapie** für die Stimmfunktion nicht bestätigen, beziehen sich entsprechende Publikationen doch durchwegs auf den Vergleich mit **postoperativen** Stimmqualitäten. Eine laryngoskopisch relativ „normal" imponierende Stimmlippen-Kontur ist per se keinesfalls gleichzusetzen mit einer dann auch günstigeren **Stimmfunktion**. Diese lässt sich erst über die stroboskopische **Schwingungsanalyse** bewerten (> Kap. 6), die dann vielfach eine vibratorische Reduktion bis hin zum „phonatorischen Stillstand" (Schönhärl 1960) zeigt. Deren stimmtherapeutische Verbesserung ist nach unseren Erfahrungen ungleich mühsamer, wenn überhaupt erreichbar, als nach einer minimal-invasiven operativen Destruktion. Leider fehlten uns die Voraussetzungen für eine akustische GHD-Vergleichsstudie der Stimmqualitäten nach primärer Radiotherapie versus Teilresektion + Stimmrehabilitation, bezogen auf gleiche Tumorklassifikationen.

11 Funktionale postoperative Stimmrehabilitation (Göttinger Konzept)

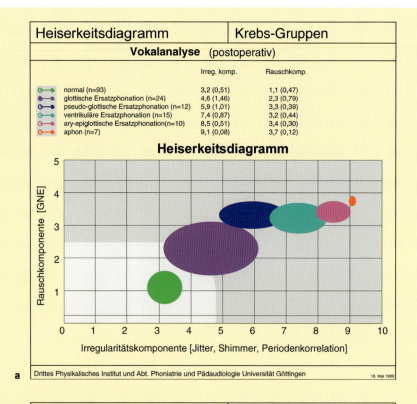

a

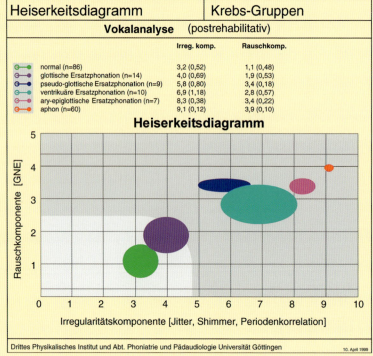

b

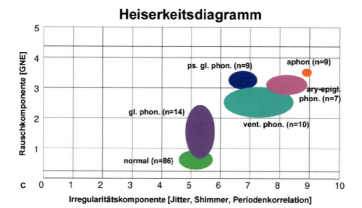

Abb. 11.6 a–e Objektiv-akustische Gruppenanalysen (GHD) von Patienten nach minimal-invasiver Resektion glottischer Karzinome unterschiedlicher Tumorstadien.
a) Vokalanalyse postoperativ
b) Vokalanalyse postrehabilitativ
c) Textanalyse (Nordwind und Sonne) postrehabilitativ
d) postrehabilitative Statistik Vokalanalyse (2-dimensionaler Kolmogorow-Smirnow-Test)
e) postrehabilitative Statistik Textanalyse (Kolmogorow-Smirnow-Test)
Abkürzungen: aep: ary-epiglottische Ersatzphonation; gp: glottische Ersatzphonation; pgp: pseudo-glottische Ersatzphonation; vp: ventrikuläre Ersatzphonation

11.3 Summarische Erfahrungen mit der Stimmrehabilitation

Unsere Akustikanalysen bestätigen, dass mit dem onkologisch verantwortbaren Organerhalt immer auch eine **Stimmoption** verbunden bleibt (➤ Abb. 11.6). Abhängig vom Ausmaß der Resektion zeigt die **postrehabilitative Stimmqualität** eine hochsignifikante Hierarchie mit
- der glottischen Ersatzphonation als bester Phonationsebene,
- der ventrikulären als nächstbester Phonationsebene und
- der ary-epiglottschen als relativ schlechtester Phonationsebene.

Je regulärer bzw. irregulärer der phonatorische Schwingungsmechanismus erfolgt, umso geringer bzw. stärker ist die Heiserkeit. Alle Varianten sind statistisch – eben als „Ersatzphonationen" – gegenüber den Normalstimmen abzugrenzen, ebenso aber auch gegenüber der Aphonie.

> Diese Gruppenanalysen sind uns eine wesentliche Hilfe bei der **präoperativen Beratung** der Patienten. Mit dem aktuellen individuellen Heiserkeitsdiagramm, dem videografierten Tumorbefund (Demonstration von Lokalisation, Ausdehnung und Funktion) und in Kenntnis ihrer beruflichen bzw. persönlichen Stimmanforderungen ist in etwa abschätzbar, welche der 3 Phonationsebenen tumorfrei erscheinen und welche **Mindest-Stimmqualität** somit – zumal nach unseren langjährigen Kooperationserfahrungen – im Abgleich mit den Clusteranalysen **postrehabilitativ** zu erwarten sein dürfte.

Eine weitere bedeutsame Erfahrung sehen wir darin, dass auch bei den supraglottischen Ersatzphonationen die individuelle Stimmlage sich zwar meist vertieft, aber der **geschlechtsspezifische Klangcharakter** erhalten bleibt bei vielfach überraschend guter Stimmqualität, abhängig allerdings von der Regularität der neoglottischen Schwingungen (➤ Abb. 11.4).

> So bleiben Frauenstimmen bereits postoperativ, geschweige denn postrehabilitativ Frauenstimmen, weil durch die Teilresektion die individuelle Kehlkopfgröße nicht verändert wird. Mit diesem Wissen entscheiden sich auch Patientinnen spürbar leichter für die Operation.

Die letztlich nicht mehr überraschende Korrespondenz der 3 Ersatzphonationsebenen mit den immerhin schon 1929 beschriebenen 3 endolaryngealen Sphinkterebenen sowie die augenfällige Systematik ihrer Generierung und funktionellen Optimierung bestätigt auch aus dieser Sicht den entwicklungsgeschichtlichen und strukturellen Zusammenhang von laryngealer Primär- und Sekundärfunktion. Und wiederum wird eine intrinsische **Hierarchie** deutlich in der Weise, dass Erhalt oder Ausfall der glottischen Funktion als Messfühlerebene darüber entscheiden, ob die **ventrikuläre Ebene** als die nächsthöhere die Stimmgebung übernimmt oder bei deren Funktionsausfall wiederum – und erst dann – den **ary-epiglottischen Mechanismus** aktiviert. Diese pathophysiologische Systematik dürfte nur als **Korrelat der phonatorischen Regelkreissteuerung** plausibel zu deuten sein, konnte aber erst nach solch ausgedehnten endolaryngealen Teilresektionen erstmals klinisch beobachtet und bestätigt werden.

11.4 Operative Voraussetzungen

Entscheidend für alle Optionen und Resultate der Funktionalen postoperativen Stimmrehabilitation bleiben jedoch die Beachtung notwendiger operativer Voraussetzungen und damit das Niveau der engen und verlässlichen **Kooperation** zwischen Larynxchirurgie und Phoniatrie (Kruse 1997, 2000).

Bereits bei der Zuweisung von Patienten zur Larynx-Teilresektion sollte beachtet werden, dass vorher **keine** endolaryngeale **Probeexzisionen** durchgeführt wurden. Wenn überhaupt eine solche Maßnahme indiziert ist, sollte sie nicht als „Probeexzision", sondern möglichst als „**Exzisionsbiopsie**" erfolgen, und zwar nur in Kliniken, die das **gesamte** tumorchirurgische Spektrum abdecken können. Anderenfalls wird die Chance einer grundsätzlich anzustrebenden „minimal-invasiven" Resektion zumindest geschmälert bis verhindert, weil Wundreaktionen makroskopisch nicht mehr von Tumorrändern zu unterscheiden sind (➤ Abb. 11.7).

Eine onkologisch sichere **minimal-invasive Resektion** bedarf zugleich der gegenseitigen Information und Absprache von Phoniater und Operateur über die Abhängigkeit der postrehabilitativen Stimmqualität von der **Resektionstiefe** und generell den Zusammenhang von Teilresektion und **individuell optimalem Funktionserhalt**. Nicht nur das Beispiel der glottischen Ersatzphonation (➤ Abb. 11.2) zeigt, wie sehr es sich lohnen kann, unter Wahrung der onkologischen Sicherheit mikrochirurgisch um jeden Millimeter zu „kämpfen".

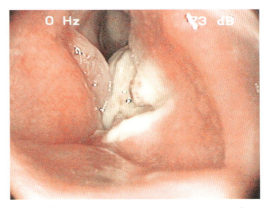

Abb. 11.7 Lupenlaryngoskopisches Foto bei Erstvorstellung nach auswärtiger **Probeexzision** eines originär supraglottischen Karzinoms links (s. Text).

11.4 Operative Voraussetzungen

Diese Information und Einstellung ist ebenso relevant bezüglich der Option einer ventrikulären Ersatzphonation gegenüber der ary-epiglottischen.

> ✉ Ein besonders eindrucksvolles Resultat liefert ein bei Zuweisung am 9.7.1997 erst 16-jähriger Patient, bei dem wegen eines beiderseitigen Kehlkopf-Karzimoms von 2 international renommierten Larynxchirurgen eine Laryngektomie empfohlen worden war, von einem aber eine vorherige Vorstellung in Göttingen, um die eventuelle Chance eines Organerhalts klären zu lassen. Die beidseits ausschließlich glottisch-subglottische Tumorausdehnung ohne Befall der Taschenfalten hat eine entsprechende Teilresektion ermöglicht mit einer postoperativ spontanen **ventrikulären Ersatzphonation** (➤ Abb. 11.8), mit der er seinen Bildungsgang absolviert hat und rezidivfrei geblieben ist.

Grundsätzlich sollte jeder Larynxchirurg wissen, dass es nicht nur 1 endolaryngealen Kehlkopf-Sphinkter gibt, sondern 3 und dass für tumorchirurgische Teilresektionen und ihr postoperatives Funktionsresultat **alle 3 Verschlussmechanismen** als Phonationsoptionen dienen können und deshalb nicht onkologisch unnötig destruiert werden dürfen. Ein chirurgisches „overtreatment" ist heute nicht mehr zu rechtfertigen.

Für den postoperativen Funktionserhalt sollte des Weiteren der **aktuelle Stand der Kehlkopf-Innervation** (➤ Kap. 3) bekannt sein, um auch aus dieser Sicht die Motilität ersatzphonatorisch nutzbarer Strukturen zu erhalten. Besonders gefährdet, weil meist noch nicht gekannt, erscheint der endolaryngeale Verlaufsanteil des R. externus n. laryngei superioris (➤ Abb. 3.8).

Bei **partiellen Resektionen** von Stimmlippen oder Taschenfalten wäre für die individuelle Rehabilitationsplanung eine möglichst **3-dimensionale Darstellung** der Resektion und ihrer topographischen Zuordnung hilfreich zur Beurteilung der prozentualen Relation von Defekt und erhaltener gesunder Struktur.

Larynxchirurgische Funktionsorientierung verlangt folglich eine angemessene **Funktionskenntnis** des Chirurgen und eine differenzierte **Funktionsbefundung** durch den Phoniater. Je besser und verlässlicher eine solche Kooperation gelingt, umso günstiger ist die Ausgangsbasis für eine individuell-optimale Stimmrehabilitation und überlegene Ergebnisse gegenüber rein onkologisch orientierten Konzepten. Für die Patienten resultiert eine relativ höhere Lebensqualität angesichts der weiterhin **natürlichen Stimmgebung** ohne Tracheostoma. Dieser im unmittelbaren Patientenkontakt eindeutig erlebbare Vorteil gegenüber einer Laryngektomie zeigt sich jedoch erst, wenn **subjektive** Parameter der Lebensqualität durch **objektive** Stimmanalysen ergänzt werden (Ohlwein et al. 2005).

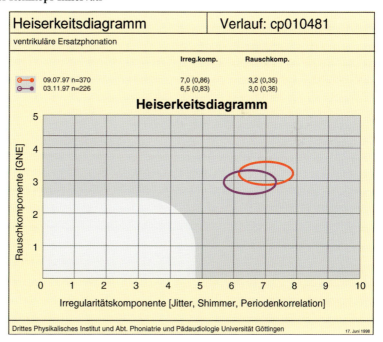

Abb. 11.8 Objektiv-akustische Analyse (GHD) einer spontanen **ventrikulären Ersatzphonation** nach minimal-invasiver endolaryngealer Resektion eines ausgedehnten, beidseitigen **glottisch-subglottischen Karzinoms** bei einem 16-jährigen Patienten statt der zuvor anderenorts empfohlenen Laryngektomie. Rezidivfreier Verlauf.

11.5 Analysen und Erfahrungen mit dem Göttinger Heiserkeitsdiagramm (GHD)

Der bei allen Stimmpatienten routinemäßige Einsatz unseres Göttinger Heiserkeitsdiagramms (GHD) (➤ Kap. 8) hat über seine **reproduzierbare** Messbarkeit **aller** Stimmklangqualitäten von normal bis aphon (➤ Abb. 6.4) unser diagnostisches, therapeutisches und stimmrehabilitatives Spektrum entscheidend verbessert und erweitert.

In Analogie zum Stellenwert des Audiogramms in der Otologie sind wir nun in der Lage, auch in der Laryngologie den phonoskopischen Befund mit der jeweiligen Stimmgüte als zugehöriger Funktionsqualität zu **objektivieren** und **quantitativ** zu korrelieren. Am Beispiel der Kehlkopf-Teilresektionen unterschiedlichen Ausmaßes und entsprechender Ersatzphonationsmechanismen (➤ Kap.11.2, ➤ Kap. 11.3) ist – im Gegensatz zu früheren Untersuchungen mit einer kommerziell vertriebenen Apparatur (Dubiel 1998) – nicht nur grafisch, sondern auch **statistisch** eine signifikante Trennung der einzelnen Heiserkeits-Cluster zu belegen (➤ Abb. 11.6). Zum einen lassen sich **normale** eindeutig von **pathologischen Stimmen** trennen und diese wiederum von einer Aphonie. Zum anderen waren die unterschiedlichen **pathologischen** Stimmen in ihrem Schweregrad differenzierbar und valide zu hierarchisieren in Abhängigkeit vom **Phonationsmechanismus**, erwartungsgemäß jedoch **nicht** von der jeweiligen Diagnose (Fröhlich et al. 1998c). Selbstverständlich können unterschiedliche Stimmerkrankungen einen gleichen Heiserkeitsgrad aufweisen.

Umgekehrt ergeben sich aber insofern neue Aspekte, als bei einer gegebenen **Diagnose**, also einer definierten glottischen bzw. neoglottischen Pathophysiologie der individuelle Therapie- bzw. Rehabilitationsverlauf dokumentiert und damit trotz unveränderter Diagnose die **Effektivität** der jeweiligen Behandlung und ihres Verlaufs objektiv und quantitativ evaluierbar ist (➤ Abb. 11.9).

Unter gewissen Voraussetzungen ist in Einzelfällen die Stimmqualität durch eine **Rückverlagerung** der Ersatzphonation von der ventrikulären auf die glottische Ebene möglich mit entsprechender Stimmverbesserung und Änderung der Stimmdiagnose (➤ Abb. 11.2).

Die **Reproduzierbarkeit** der Messungen bildet des Weiteren neben der endoskopischen und sonografischen bzw. bildgebenden Kontrolle einen wichtigen Baustein in der **Tumornachsorge**. Solange die Qualität der Ersatzstimme stabil und im gleichen Qualitätscluster bleibt (➤ Abb. 11.10), darf dies als ein zusätzlicher Hinweis auf eine unveränderte postoperative Situation zumindest im Phonationsbereich gewertet werden.

Verschlechtert sich hingegen die Stimme, wäre dies als Anzeichen für einen eventuellen Rezidivtumor Anlass zur sofortigen Wiedervorstellung beim Operateur und bei Rezidivbestätigung zur operativen Revision. Verschlechtert sich beispielsweise eine bisher **ventrikuläre Ersatzphonation**, muss dies allerdings nicht unbedingt eine Laryngektomie zur Konsequenz haben, vielmehr kann bei Kenntnis der **ary-epiglottischen Option** auch noch eine **minimal-invasive Teilresektion** onkologisch ausreichend sein (➤ Abb. 11.11).

Andererseits muss ein **Rezidiv** nicht in jedem Fall verbunden sein mit einer postoperativen Stimmverschlechterung. Funktioniert die Kooperation, kann die Revisionsoperation auch die Chance beinhalten, für die Ersatzphonation nachteilige Narben oder Synechien zu korrigieren mit beispielsweise dem Resultat, dass sich trotz der Zweitoperation die Stimme letztlich nicht verschlechtert, sondern sowohl bezüglich der Irregularität wie der Rauschkomponente sogar noch leicht verbessert hat (➤ Abb. 11.12).

Im Übrigen bestätigt sich bei **Kontroll-Mikrolaryngoskopien** auch nicht jeder Rezidivverdacht. Wir haben in einem solchen Beispiel bei einem zwar betagten, aber körperlich großen Mann mit athletischer Körperstatur die postoperativ erneut indizierte Stimmrehabilitation dazu genutzt, ihm statt der bisherigen pseudo-glottischen Ersatzphonation mit unpassend und auffällig hoher Sprechstimmlage eine ventrikuläre anzubahnen mit zwar weiterhin heiserer, aber lauterer Stimme in nun passender, tieferer Sprechstimmlage (➤ Abb. 11.13).

Grundbedingung für eine solch **individualisierte Tumornachsorge** in der möglichst auch personell konstanten Kooperation von Larynxchirurgie und Phoniatrie (Kruse 1997, 2000) ist jedoch die **Einhaltung regelmäßiger Kontrolltermine** sowohl aus onkologischer wie aus funktioneller Sicht. Anhand der obligaten endo-phonoskopischen Videosequenzen und der aktuellen Heiserkeitsdiagramme sieht jeder Patient bei jeder Kontrolle seinen individuellen Kehlkopfbefund und wird über die Zeit als integrierter 3. Partner der Tumornachsorge ein „Experte in eigener Sache". Er erkennt oftmals sofort auch die kleinste **rezidivverdächtige Veränderung** mit dann der Konsequenz eines auch nur entsprechend geringen Resektionsausmaßes. **Vorbestrahlte** Patienten sind in besonderer Weise auf engmaschige, wiederholt auch mikrolaryngoskopische Kontrollen angewiesen.

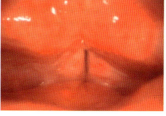

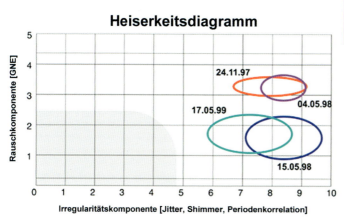

Abb. 11.9 GHD mit akustisch-grafischer Objektivierung des **individuellen Verlaufs** nach kompletter Chordektomie: 24.11.1997: postoperativ spontane **ventrikuläre Ersatzphonation**, 4.5.98: Beginn Funktionale Stimmrehabilitation, 15.5.1998: Abschluss Stimmrehabilitation (Foto), 17.5.1999: Kontrollbefund.

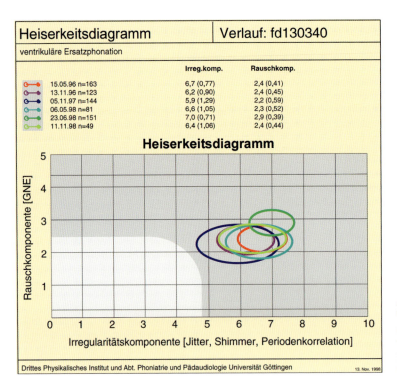

Abb. 11.10 Beispiel für **GHD-Verlaufskontrollen** in der Tumor-Nachsorge mit **unveränderter Stimmqualität**, hier einer postrehabilitativen **ventrikulären Ersatzphonation**.

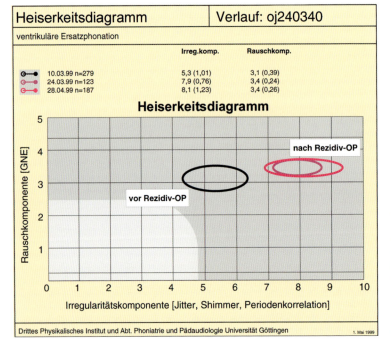

Abb. 11.11 Beispiel für individuelle **GHD-Verlaufskontrolle** in der Tumor-Nachsorge mit **verschlechteter Ersatzstimmqualität** und Verlagerung von der ventrikulären auf die ary-epiglottische Ebene als objektiv-akustischer Hinweis auf ein **Rezidiv** mit erneuter Teilresektion unter Vermeidung einer Laryngektomie.

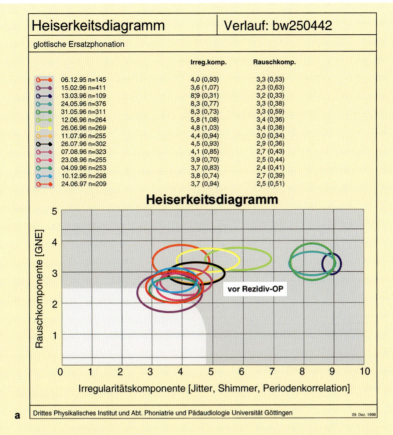

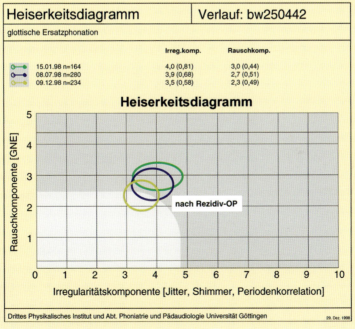

Abb. 11.12 a und b Individuelle **GHD-Verlaufsdokumentation** einer postrehabilitativ erzielten glottischen Ersatzphonation vor (a) und nach (b) der endolaryngealen Resektion eines **Rezidivtumors** ohne letztlich eine Verschlechterung der Stimmqualität nach erneuter Funktionaler postoperativer Stimmrehabilitation.

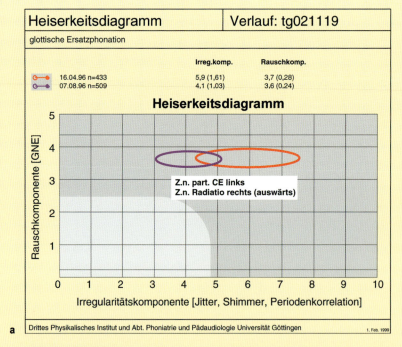

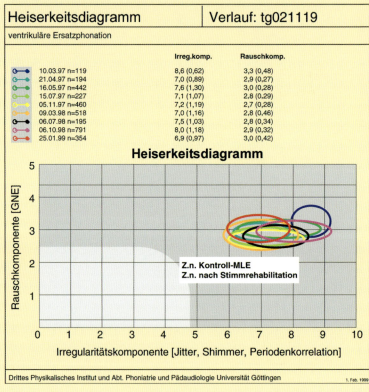

Abb. 11.13 a und b Individuelle **GHD-Verlaufsdokumentation** einer Kontroll-Mikrolaryngoskopie ohne Bestätigung eines Rezidivverdachts, aber danach erneut erforderlicher Stimmrehabilitation. Hierbei **Änderung der Ersatzphonation** vom vorher pseudo-glottischen Mechanismus (a) mit unpassend hoher Sprechstimmlage auf den individuell leistungsstärkeren ventrikulären (b) mit nun auch passenderer männlicher Sprechstimmlage (s. Text).

KAPITEL 12 Kehlkopf-Lähmungen

12.1 Warum nicht „Recurrensparese"?

Unter Medizinern dürfte kaum eine Diagnose über alle Fächergrenzen hinweg so bekannt sein wie der Begriff der „Recurrensparese". Bereits im Studium kennt und benennt jeder Medizinstudent sie spontan als Ursache von Heiserkeit. Diese „Diagnose" suggeriert, dass es sich bei jedem laryngoskopisch befundenen **Stillstand** einer Stimmlippe um eine **Lähmung** handele, um eine Lähmung des N. recurrens, und dass diese dann auch noch inkomplett („paretisch") und nicht komplett („paralytisch") sei.

Dabei ist es nichts Neues, dass es nicht nur 1, sondern 2 Kehlkopfnerven gibt, beide sich in je 2 Äste aufteilen (➤ Kap. 3) und hieraus unterschiedliche Varianten und Kombinationen **mit und ohne Recurrens-Beteiligung** resultieren müssen mit jeweils **unterschiedlichen** Therapien und Prognosen. „Recurrensparese" bleibt somit eine zumindest diffuse, unpräzise bis falsche Bezeichnung, die das konkrete Störungsbild vielfach gar nicht trifft mit entsprechend undifferenzierter bis ineffektiver Behandlung.

12.2 Diagnostik und Differenzialdiagnostik

12.2.1 Stillstand der Stimmlippe

Der laryngoskopische Befund eines Stimmlippen-**Stillstandes** darf deshalb per se nicht gleichgesetzt werden mit einer Lähmung.

Differenzialdiagnostisch wäre bei anamnestisch vorheriger regulärer oder notfallmäßiger Intubation (Zimmert et al. 1999) (oder Extubation?) eine **Stimmlippen-Fixation** (Dralle et al. 2004b) zu klären. Der Verdacht könnte sich ergeben aus einer für Lähmungen **atypischen Position** und klären lassen durch eine **Stroboskopie** (normaler Muskeltonus und reguläre Schwingungsfähigkeit) und/oder ein intralaryngeales **EMG** (normales Interferenzmuster bei Aktivierung; fehlende pathologische Spontanaktivitäten).

Pathoätiologisch wird für die Fixation eine **subglottische Verletzung** vermutet, deren Vernarbung mechanisch zur Aufhebung der Stimmlippen-Motilität führen würde. Je nach verbleibender Stellung sind initial entweder eine sofortige intensive Stimmtherapie inkl. selektivem Reizstrom oder – nur bei einseitiger Störung – eine phonochirurgische Augmentation oder Medianverlagerung indiziert. Demgegenüber müsste bei Verdacht auf eine – im Übrigen ausgesprochen seltene – **Ary-Luxation** diese über ein Spiral-CT mit 3-D-Rekonstruktion (Dralle et al. 2004b; Niehaus et al. 1997; Rodenwaldt et al. 1998) verifiziert werden.

Laryngoskopisch zu differenzieren wären des Weiteren **Spasmen** bzw. **Motilitätsstörungen** mit vor allem respiratorischen Spontanbewegungen (Myokloni oder Tremor) als kennzeichnendes Korrelat einer zerebralen Neuropathie (➤ Abb. 18.6).

Aus pathophysiologischen Überlegungen heraus lässt sich unseres Erachtens dagegen die Diagnose einer „zentralen" Kehlkopf-Lähmung im Gegensatz zur Literatur differenzialdiagnostisch nicht verifizieren (➤ Kap. 10.3.1, ➤ Kap. 13).

12.2.2 Positionen stillstehender Stimmlippen

Unterschiedliche Formen von Kehlkopf-Lähmungen bedingen zwangsläufig auch unterschiedliche Stellungen gelähmter Stimmlippen. Diese ergeben sich aus dem Mosaik von gelähmter und noch innervierter Muskulatur sowie dem Ausfall bzw. Erhalt der jeweiligen Funktionen bei Phonation (Schließung, Öffnung, Grund- und Feinspannung; Kompensation).

Bei der **Recurrens-Lähmung** (➤ Kap. 12.4.1) mit homolateral erhaltener Grundspannung und Kompensation steht die gelähmte Stimmlippe **paramedian** (annähernde Phonationsstellung), weil der M. cricothyreoideus sie nur bis zu dieser Stellung, nicht bis median ziehen kann (Minningerode 1966; ➤ Abb. 12.1).

> ✉ Je länger allerdings diese Lähmungsform **unbehandelt** bleibt, umso stärker wirkt sich der gestörte Antagonismus mit der Stimmlippen-Muskulatur über die **Hypaktivitätsdystrophie** (➤ Kap. 9.2) des M. cricothyreoideus auf die Lähmungsstellung mit zunehmender Positionsverlagerung nach lateral (**alte** Recurrens-Lähmung) aus.

Die Kombination von Recurrens-Lähmung und der Lähmung des R. externus n. laryngei superioris (➤ Kap. 12.4.4) bedingt durch den homolateralen Ausfall der gesamten Willkürmotorik eine **intermediäre** Position (Atmungsruhestellung) (➤ Abb. 12.6).

Davon zu unterscheiden ist eine „**Zwischenposition**" zwischen paramedian und intermediär (➤ Abb. 12.7), wie sie mit der gleichzeitig deutlichen Exkavation und respiratorisch auffälligem Ary-Vorfall kennzeichnend ist für die Lähmung des N. vagus (➤ Kap. 12.4.5) in seinem paralaryngealen Verlauf zwischen den Abgängen der beiden Kehlkopf-Nerven.

Hiervon **abweichende** Stellungen amobiler Stimmlippen wären differenzialdiagnostisch unter dem Verdacht auf **Stimmlippen-Fixationen** (➤ Kap. 12.2.1) abzuklären.

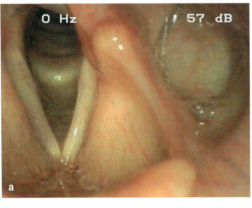
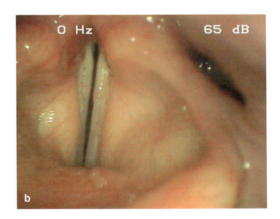
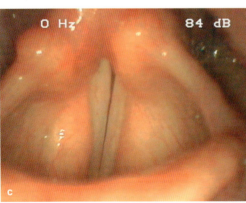
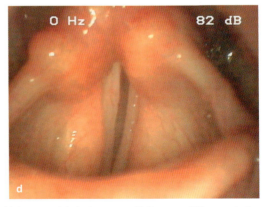

Abb. 12.1 a–d Lupenphonoskopische Fotos einer Lähmung des N. laryngeus inferior („recurrens"); Recurrens-**Lähmung** in **Paramedianposition** (Frequenz-Einblendung defekt).
a) Laryngoskopie: Respiration
b) Laryngoskopie: Phonation
c) Stroboskopie: maximaler Schluss
d) Stroboskopie: maximale Öffnung

Laryngoskopisch **mobile** Stimmlippen schließen zwar generell eine neuropathologische Beteiligung des N. recurrens aus, nicht jedoch eine Neuroläsion des R. externus n. laryngei superioris (➤ Kap. 12.4.3) als weitere Variante der Kehlkopf-Lähmungen.

12.2.3 Kompensatorische Taschenfalten-Aktivität

Die kompensatorische Funktion der Taschenfalten bei pathologischer Glottisfunktion (➤ Kap. 2.1, ➤ Kap. 3.1, ➤ Kap. 1.2, ➤ Kap. 3.1.2, ➤ Kap. 5, ➤ Kap. 6) ist noch erhalten bei allen Lähmungsformen mit Beteiligung des N. recurrens, nicht jedoch bei isoliertem oder kombiniertem Innervationsausfall des R. externus n. laryngei superioris. Insofern ist dieses Kriterium als laryngoskopisches Symptom vorrangig differenzialdiagnostisch, aber auch therapeutisch relevant.

Auffällig und stark – teils sogar seitenspezifisch – ausgeprägt (➤ Abb. 2.4) ist sie bei der kompletten und der partiellen (➤ Kap. 12.4.6) Recurrens-Lähmung, nur diskret – aber erhalten – bei der Vaguslähmung.

12.2.4 Passive und aktive Restbeweglichkeiten

Auch dieses differenzialdiagnostische Kriterium ist gebunden an die Existenz und Kenntnis der Taschenfalten, speziell des Verlaufs des **M. ventricularis** (➤ Abb. 2.3) und dessen willkürmotorischer Innervation (➤ Abb. 3.8). Dieser Muskel setzt am **Proc. muscularis** des Ary-Knorpels an, also an gleicher Stelle wie alle Recurrens-innervierten Stimmlippenmuskeln. Bei Lähmung der Letzteren kann somit der Proc. muscularis durch die phonatorische Kontraktion des M. ventricularis (➤ Kap. 5) aktiv nach vorn gezogen werden mit Rotation des Proc. vocalis und damit auch der Stimmlippe nach median. Diese **passive** Restbeweglichkeit ist somit kein Ausdruck einer eventuellen inkompletten Recurrens-Lähmung und daran laryngoskopisch zu verifizieren, dass sie ausschließlich **synchron** und parallel zur kompensatorischen Taschenfaltenaktivität auftritt.

Hiervon zu unterscheiden ist die **aktive** Restbeweglichkeit gelähmter Stimmlippen, die sich auch **unabhängig** von den Taschenfalten bewegen und differenzialdiagnostisch auf eine bestimmte Partial-Lähmung des N. recurrens, nämlich nur seines R. anterior (➤ Kap. 12.4.6), verweisen.

Ob es sich demgegenüber im Einzelfall um eine komplette oder inkomplette Neuroläsion handelt, lässt sich meist nur über die **Stroboskopie** (noch sichtbare Randkantenverschiebung) und letztlich das intralaryngeale **EMG** klären.

12.2.5 Differenzialdiagnostisches Inventar

Um die einzelnen Varianten von Kehlkopf-Lähmungen für die dann jeweilige therapeutisch angemessene Konsequenz zu differenzieren und gegenüber **non-neurogenen** Stimmlippen-Stillständen abzugrenzen, reichen eine ätiologisch orientierte Anamnese und auch eine um die zuvor beschriebenen Befunde erweiterte Laryngoskopie nicht aus. Erforderlich ist zusätzlich die **Stroboskopie** (➤ Kap. 6, ➤ Kap. 8). Anders als bei funktionellen Dysphonien geht es bei dieser Thematik um die Beurteilung des Stimmlippen-**Tonus**, der bei Lähmungen deutlich reduziert bis maximal aufgehoben sein müsste mit im Endeffekt **vertikalem**, „durchschlagendem" Schwingungsmuster (Schönhärl 1960). Mit geringerem bis fehlendem glottischem Widerstand gegenüber dem subglottischen Druck entfällt zunehmend auch der „Hypomochlion-Effekt", der die Eigenbeweglichkeit der Stimmlippen-Schleimhaut, die „Randkantenverschiebung", bedingt.

> Ist diese **horizontal**, nach lateral abrollende Schleimhautwelle regulär, bestünde der Verdacht auf eine Fixation. Wäre sie noch relativ gut erkennbar, könnte dies gegen eine operative Durchtrennung (Neurotmesis) z. B. des N. recurrens und für eine eventuell nur inkomplette Ausprägung einer Lähmung sprechen.

Eine **objektive** Differenzierung gelingt jedoch erst unter Einschluss der laryngealen **Elektromyografie** (EMG) (Fasshauer et al. 1984a und b; Sataloff et al. 2004). Die in aller Regel ambulant relativ schnell durchführbare möglichst bilaterale Untersuchung des **M. cricothyreoideus** (➤ Abb. 10.4) mit bipolaren Nadelelektroden schafft Klarheit über eine Beteiligung des oberen Kehlkopf-Nervs.

Auch die **endolaryngeal-intravokale Ableitung** ist mit Kupferdraht-Elektroden unter Oberflächenanästhesie des Rachens meist ambulant und möglichst wiederum bilateral realisierbar. Beurteilt werden die jeweilige Willküraktivität und eventuelle pathologische Spontanaktivitäten. Bei zu starkem Würgereflex, aber dringlicher Indikation (z. B. Fixation oder inkomplette Lähmung?) kann diese Untersuchung während der Ein- oder Ausleitung einer Kurznarkose erfolgen.

In Kombination mit dem EMG wäre die **kortikale transkranielle Magnetstimulation** (cTMS) eine weitere Option zur objektiven Beurteilung der Nervenfunktion (Rödel et al. 2004; Schaefer et al. 1985). Im Unterschied zur Reflexmyografie, die sich bei unseren Studien nicht bewährt hat (Fasshauer et al. 1984b), ist mit diesem nicht-invasiven und schmerzfreien Verfahren die **gesamte** neuronal-willkürmotorische Verbindung von der kortikalen Larynx-Repräsentation bis in die elektromyografierte Zielmuskulatur auf ihre Funktionsfähigkeit überprüfbar (➤ Abb. 8.2).

12.3 Allgemeine Symptomatik von Kehlkopf-Lähmungen

Für die klinische Symptomatik von Kehlkopf-Lähmungen gibt es **keine „typische" Zuordnung** zu bestimmten Varianten. Sie kann vielmehr bei den einzelnen Formen interindividuell völlig unterschiedlich ausfallen, u. a. je nach Größe und Weite des Kehlkopf-Gerüsts oder der Dauer der unbehandelten Lähmung und ihrer Auswirkung auf Synergismus und funktionelle Antagonismen (➤ Kap. 9.2). Allenfalls die **beidseitige** Recurrens-Lähmung hat mit ihrer oftmals hochgradigen, teils stridorösen Dyspnoe und relativ geringen Dysphonie eine annähernd kennzeichnende Symptomkonstellation mit allerdings bekanntlich interindividuell auffällig variierender Toleranzbreite der resultierenden glottischen Stenose.

12.3.1 Schluckstörungen

Unter den Kehlkopf-Lähmungen gibt es nach unseren Erfahrungen **keine** Variante, für die eine dysphagische Symptomatik typisch wäre, weder als Penetration noch als Aspiration. Theoretisch wäre sie als Kardinalsymptom anzunehmen bei einer **beidseitigen Kombinationslähmung** des N. recurrens und des R. externus n. laryngei superioris. Diese Variante haben wir jedoch klinisch nie gesehen, man möchte sagen „zum Glück", weil dann als einzige Therapie die operative Trennung von Speise- und Atemweg bliebe. Für solche Patienten würde zudem klinisch die massive Aspiration ein so **dominantes** Beschwerdebild sein müssen, dass man eine solche Lähmungsvariante nicht „übersehen" könnte.

> ✉ Gelegentlich findet man allerdings bei **einseitiger** Kombinationslähmung eine „stille Aspiration" bei zugleich massivem Sekretstau im Sinus piriformis (➤ Abb. 12.6). Hierfür fehlt uns noch ein gesichertes neuropathologisches Korrelat (Läsion der Ansa Galeni? ➤ Abb. 3.9; ➤ Kap. 12.4.9).

12.3.2 Respirationsstörungen

Störungen der Atmung sind reguläres Symptom aller Kehlkopf-Lähmungen. Hier muss jedoch differenziert werden zwischen einem verminderten **Atemvolumen**, also einer teils sogar stridorösen „Atemnot" im engeren Sinne und/oder einer Störung der **Atemdosierung** mit konsekutiver Einschränkung der körperlichen Belastungsfähigkeit, einer „Kurzatmigkeit".

Ruheatmung (Atemvolumen)

Ob und inwieweit die Ruheatmung bzw. das Atemvolumen eingeschränkt ist, hängt ab von der **respiratorischen Glottisweite**. Klinisch relevant und subjektiv dominant reduziert ist sie im Wesentlichen nur bei der **beidseitigen** Recurrens-Lähmung. Diese Art von Dyspnoe wäre zur weiteren Therapieplanung stets über eine internistische Lungenfunktionsprüfung zu objektivieren und würde in eher seltenen Fällen sogar vor jeglicher weiterer Therapie eine Tracheotomie erforderlich machen. Bei allen anderen Lähmungsformen inkl. der **einseitigen** Recurrens-Lähmung ergibt sich dagegen aus der Lungenfunktionsprüfung kein unmittelbarer Handlungsbedarf.

Die Vorstellung, bei einseitiger Lähmung könne die kontralaterale Stimmlippe durch Übertritt über die Mittellinie kompensieren (Ptok 2009), ist allein schon anatomisch durch die Gelenkbindung widerlegbar. Die Kehlkopf-Funktion erfolgt vielmehr nach dem Prinzip der **strengen Lateralität** (Pressman 1956; Sasaki et al. 1976), was auch für die Kompensation gültig bleibt, die folglich einer anderen Erklärung bedarf (➤ Kap. 6, ➤ Kap. 10).

Belastungsatmung (Atemdosierung)

Umgekehrt stellt sich die Situation bezüglich der Belastungsatmung dar, also der exspiratorischen Atemdosierung. Diese ist graduell abhängig von der Qualität des **vibratorischen** Glottisschlusses, die sich durchaus vom laryngoskopischen Befund unterscheiden kann (➤ Kap. 6.2). Hier entweicht dann „wilde Luft" mit konsekutiv reduzierter körperlicher Belastbarkeit und subjektiver „Kurzatmigkeit". Wesentliche Ausnahme ist wiederum die **beidseitige** Recurrens-Lähmung, bei der naturgemäß das reduzierte Atemvolumen den dominanten pathomechanischen Faktor bildet.

12.3.3 Phonationsstörungen

In gewisser pathophysiologischer Parallelität zur Belastungsatmung erklärt sich auch das Ausmaß der Stimmstörung, hier jedoch nicht nur abhängig von der Qualität des vibratorischen Schlusses, sondern zugleich auch von der Qualität der **Stimmlippen-Schwingung**, also den Parametern der Messfühlerebene des stimmregulatorischen Systems (➤ Kap. 6.2). Diese Faktoren sind umso stärker gestört, je weniger die Stimmlippen in Phonationskontakt kommen können, bei fehlendem Kontakt mit dem Extrem einer Aphonie. Zusätzlich nachteilig wirken sich dann über recht kurze Zeit auch Effekte des **gestörten Synergismus** und insbesondere der **Antagonismen** (➤ Kap. 9.2) aus mit Atrophie und Tonusverlust der gelähmten und zunehmender Hypaktivitätsdystrophie noch innervierter Muskeln. Auf diese Weise wird nicht nur **horizontal**, sondern nun auch **vertikal** der Glottisspalt vergrößert, die Stimmgüte also noch schlechter.

12.4 Kehlkopf-Lähmungen im Einzelnen

12.4.1 Einseitige Lähmung des N. laryngeus inferior („recurrens")

Dieser Lähmungstyp führt zum homolateralen Ausfall der Mm. cricoarytenoidei lateralis (ligamentärer Schließer) et posterior (Öffner), interarytenoideus (dorsaler Schließer; trotz seiner bilateralen Innervation? ➤ Kap. 2) und thyreoarytenoideus internus (Feinspanner; + externus?). Erhalten bleiben der M. ventricularis (Kompensation) und der M. cricothyreoideus (Grundspanner), der die typische **Paramedianstellung** (➤ Abb. 12.1) als annähernde Phonationsstellung bedingt (Grossmann 1897; Hofer 1947, 1953; Hofer et al. 1940; Lemere 1932, 1933).

Pathophysiologie

Pathophysiologisch (➤ Tab. 12.1) schwächt bis hindert diese Lähmungsstellung den Glottisschluss mit der klinischen Symptomatik von Heiserkeit und Störung der Belastungsatmung. Das absolut betrachtet nur gering reduzierte Atemvolumen macht sich subjektiv kaum nachteilig bemerkbar, das Schlucken bleibt ungestört. Dagegen führt der lähmungsspezifische Ausfall der Willkürmotorik zur oftmals deutlichen Störung von Synergismus und den homo- wie kontralateralen Antagonismen. Nach dem Prinzip der Doppelphonation und ihrer Regelkreissteuerung kommt es zur supraglottischen Kompensation, teils sogar seitenspezifisch (➤ Abb. 2.4).

12 Kehlkopf-Lähmungen

Tab. 12.1 Pathophysiologie der einseitigen Lähmung des N. laryngeus inferior („recurrens").

gelähmte Stimmlippe paramedian (neben der Mittellinie)	• inkompletter Glottisschluss (Dysphonie) • mobile Stimmlippen ohne Widerlager (Hypaktivität) • reduzierte Atmungsdosierung (Kurzatmigkeit)
Ausfall der Willküraktivität	• drohende Atrophie • Tonusverlust (Verstärkung Dysphonie)
Störung von Synergismus und Antagonismen	• noch willkürlich aktivierbare Muskeln • nicht willkürlich aktivierbare Muskeln • Hypaktivität des homolateralen M. cricothyreoideus

Tab. 12.2 Therapieziele der Funktionalen Stimmtherapie (Kruse) bei einseitiger Lähmung des N. laryngeus inferior („recurrens").

Verbesserung der glottischen Funktion	• Funktionale Stimmtherapie (Kruse) • gezielte glottische Aktivierung (einatmungsgesteuert) • keine direkte Therapie der supraglottischen Kompensation
Justierung des gestörten Synergismus	• Willküraktivierung nicht gelähmter Muskeln (Stimmübungen) • phonationssynchrone selektive Fremdaktivierung der gelähmten Muskulatur (Reizstrom) • evtl. gezielte Kräftigung des homolateralen M. cricothyreoideus (Glissando-Übungen)
Verhinderung der muskulären Atrophie und kontralateralen Hypaktivität	• **absolute** Indikation zur selektiven Elektrisierung der gelähmten Muskulatur (250 ms) • **relative** Indikation zur selektiven kontralateralen Elektrisierung (50 ms)

Therapie

Aus dieser Pathophysiologie leitet sich die Aufgabenstellung der Therapie (➤ Tab. 12.2) ab mit gezielter, einatmungsgesteuerter **glottischer Kräftigung** (➤ Kap. 9), Justierung des Synergismus unter synchronem Einschluss der **selektiven Fremdaktivierung** zum phonatorischem Einbezug der gelähmten Muskulatur und Wiederherstellung der jeweiligen homo- wie kontralateralen Antagonismen. Regelergebnis wäre ein weitgehend symmetrisierter Schwingungsablauf mit komplettem **vibratorischem** Glottisschluss als Zielgröße. Im Durchschnitt sind hierzu 30–40 Einzelsitzungen erforderlich, was bei unserem Vorgehen einer Behandlungszeit von 3–4 Wochen entspräche.

Die posttherapeutische Konstanz des Resultats setzt allerdings eine angemessene **Stimmbelastung und -anforderung** voraus. Nur dann wirkt die „horizontale Massage" in der Frequenz der Sprechstimmlage in synchroner Kombination mit dem vertikalen Sog des Bernoulli-Effekts. Hierdurch können sich auch nach Beendigung der konservativen Therapie durchaus noch weitere Stimmverbesserungen ergeben.

Prognose

Die Prognose ist auch bei persistierender Lähmung insofern günstig, als eine nach außen akustisch unauffällige Sprechstimme resultiert und dieses Behandlungsergebnis durch Nutzung der wiedererlangten Stimmleistung auch konstant bleibt (➤ Abb. 10.6). Eine Wiederholungstherapie ist nach erreichter Stabilisierung der glottischen Funktion ebenso wenig erforderlich wie eine augmentierende oder gar medialisierende Phonochirurgie.

12.4.2 Beidseitige Lähmung des N. laryngeus inferior („recurrens")

Pathophysiologie

Pathophysiologisch kennzeichnend für diese Lähmungsvariante (➤ Abb. 12.2) ist die **beidseitige Paramedianstellung** (➤ Tab. 12.3) mit symptomatologisch dominierender, mehr oder minder ausgeprägter **Atemnot**. Nur selten ist jedoch eine Tra-

12.4 Kehlkopf-Lähmungen im Einzelnen

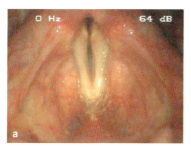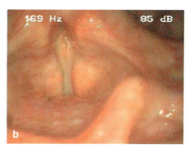
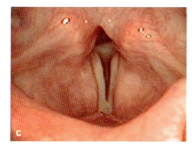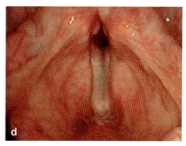

Abb. 12.2 Lupenlaryngoskopische Fotos vor (a und b) und nach (c und d) einer **Glottiserweiterung** nach unserem „Göttinger Konzept" (bilaterale dorsale partielle Chordektomie; Olthoff et al. 2005) bei Respiration (a und c) und Phonation (b und d).

Tab. 12.3 Pathophysiologie der **beidseitigen** Lähmung des N. laryngeus inferior („recurrens").

gelähmte Stimmlippen bds. neben der Mittellinie	• hochgradige Atemnot (Stridor) • Belastungsatmung irrelevant (Dominanz der Atemnot) • oft noch passiver Glottisschluss (relativ geringe Dysphonie)
Ausfall der Willküraktivität	• drohende Atrophie • Tonusverlust (Saugeffekt, Stridor)
Störung von Synergismus und Antagonismen	• noch willkürlich aktivierbare Muskeln • nicht willkürlich aktivierbare Muskeln • Hypaktivität beider Mm. cricothyreoidei • supraglottische Kompensation (passive Restbeweglichkeit)

Tab. 12.4 Therapieschema bei **beidseitiger** Lähmung des N. laryngeus inferior („recurrens").

1. Logopädie wie bei einseitiger Lähmung	• Funktionale, glottiszentrierte Stimmtherapie (Kruse) • phonationssynchrone selektive Reizstromtherapie (bds. 250 ms)
Phoniatrische Kontrolle	a. wenigstens 1 Seite wiederbeweglich: **Abschluss** b. persistierende Lähmung bds.: **Glottiserweiterung**
2. Phonochirurgische Glottiserweiterung	• frühestens 6 Monate nach Lähmungseintritt und vorheriger Logopädie (1.) • Verbesserung der Atmung ohne wesentliche Verschlechterung der Stimme (**Göttinger Methode:** dorsale partielle Chordektomie bds.)
3. Postoperative Logopädie	wie 1.

cheotomie notwendig. Die meisten Patienten tolerieren diese endolaryngeale Stenose erstaunlich gut, selbst bei ausgeprägtem inspiratorischem Stridor. Die Störung der Stimme tritt subjektiv demgegenüber in den Hintergrund, zumal die gelähmten Stimmlippen durch die kompensatorische Taschenfalten-Aktivität bei Phonation **passiv** genähert werden, teils sogar bis zum kompletten Schluss.

Therapie

Angesichts bekannter neuronaler Spontanremissionen im Zeitraum von bis zu 1 Jahr kommt eine mikrochirurgische Glottiserweiterung zur Verbesserung der Dyspnoe zunächst noch nicht in Betracht. Die Behandlung (➤ Tab. 12.4) beginnt deshalb mit der **konservativen Stimmtherapie** wie bei der einseitigen Lähmung (➤ Kap. 12.4.1) inkl. der selektiven

Elektrisierung, nun allerdings mit einer Impulsdauer **beidseits** von 250 ms.

> Die Befürchtung, die Elektrostimulation würde die hochgradige Dyspnoe noch verstärken und wäre hier deshalb „kontraindiziert" (Wendler 2005), entspricht nicht der Realität. Ganz im Gegenteil berichten bei den phoniatrischen Verlaufskontrollen auch bei unveränderter Glottisstenose die Patienten von einer **subjektiven Atmungsverbesserung** und einer Verminderung des Stridors, offenbar durch eine wirksame Tonisierung der gelähmten Muskulatur und Verringerung des inspiratorischen Ansaugeffekts. Dies ist auch nachvollziehbar, weil eine Muskulatur sich als Reizantwort nur in ihrer Verlaufsrichtung kontrahieren kann, nicht quer dazu.

Zeigt sich bei der **phoniatrischen Kontrolle** nach 4-wöchiger Intensivtherapie **keine** Wiederbeweglichkeit wenigstens einer Stimmlippe und somit keine grundlegende Befundänderung, folgt eine phonochirurgische **Glottiserweiterung** nach unserer „**Göttinger Methode**" (➤ Abb. 12.2; Olthoff et al. 2005), und zwar bereits 6 Monate nach Lähmungseintritt.

> Nach dieser Frist haben wir in unserem umfangreichen Krankengut bei den zuvor konservativ-funktional therapierten Patienten keinen einzigen Fall einer späteren Reinnervation beobachten können.

Unser Verfahren leitet sich ab von den Erfahrungen mit der minimal-invasiven Laserresektion glottischer Karzinome (Steiner 1993; Steiner et al. 2000), speziell den partiellen Chordektomien. Zur Atmungsverbesserung erfolgt eine **dorsale partielle Chordektomie beidseits**, während der ligamentäre und damit der **phonatorisch relevante** Stimmlippen-Anteil weitgehend **unversehrt** bleibt. Auf diese Weise ist die Atmung entscheidend zu verbessern bis hin zur Normalisierung der Lungenfunktionsprüfung, nun aber letztlich ohne Verschlechterung der präoperativ relativ guten Stimmqualität. Damit wird der für alle bisherigen Verfahren der Glottiserweiterung gültige „Kompromiss" zwischen intendierter Atmungsverbesserung und zwangsläufiger Stimmverschlechterung hinfällig; für die Patienten ein gravierender Vorteil für ihre Entscheidung zur Operation.

Allerdings wird die präoperative Stimmqualität nicht sofort und spontan nach Abschluss der Wundheilung erreicht. Offenbar ist die operative Mikrotraumatisierung der glottischen Funktion doch stärker als makroskopisch sichtbar (➤ Kap. 20), obwohl die Resektion überwiegend im dorsalen Drittel erfolgt (➤ Abb. 12.3). Insofern müssen die Patienten in der präoperativen Aufklärung auf diesen Fakt und auf die Notwendigkeit einer **postoperativ** nochmaligen konservativen **Stimmtherapie** von durchschnittlich 3 Wochen hingewiesen werden. Erst dann ist wieder mit der präoperativen Stimmqualität zu rechnen bei zugleich nachhaltig verbesserter Atmung.

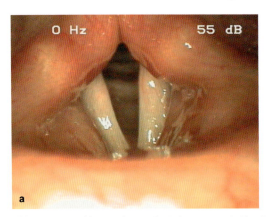 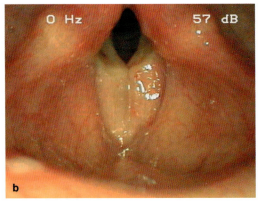

Abb. 12.3 a und b Lupenlaryngoskopische Fotos nach **Glottiserweiterung** („Göttinger Konzept") bei
a) Respiration (normale Lungenfunktionsprüfung)
b) Phonation (ligamentärer Schluss).

12.4 Kehlkopf-Lähmungen im Einzelnen

Sollte die Atmungsverbesserung dennoch unzureichend bleiben, wäre eine entsprechende **Revision** im dorsalen Drittel immer noch möglich ohne Nachteil für die letztlich erzielbare Stimmqualität. Bei einer zuvor auswärts voroperierten Patientin blieb uns außerdem die Option einer weiblichen Taschenfalten-Phonation mit im Ergebnis optimaler Schwingungsfunktion (➤ Abb. 11.4) und normaler Lungenfunktionsprüfung.

Prognose

Letztendlich ergibt dieser therapeutisch und zeitlich aufwendige Verlauf eine noch relativ günstige Prognose, sind doch die Patienten vielfach auch beruflich wieder belastungs- und leistungsfähig. Bei der Betreuung dieser Patienten wird erlebbar, welch hohen Stellenwert die Stimmfunktion hat, zu deren Gunsten bislang sogar eine hochgradige Dyspnoe in Kauf genommen und auf eine klinisch indizierte Glottiserweiterung nach alternativen Konzepten erstaunlich lange verzichtet wurde.

12.4.3 Lähmung des R. externus n. laryngei superioris

Relativ unbekannt ist und vermutlich auch häufiger fehlinterpretiert wird die isolierte Lähmung des R. externus des oberen Kehlkopfnervs, also einer **partiellen** und nicht kompletten Lähmung des N. laryngeus superior (Dralle et al. 2004b; Kruse 1985, 1989a). Dies mag darauf zurückzuführen sein, dass der N. recurrens hier intakt ist und die Stimmlippen laryngoskopisch **mobil** bleiben (➤ Abb. 12.4). Ausgefallen sind der M. cricothyreoideus (Grundspanner) und der M. ventricularis (Kompensation). Diese Lähmung kann ein- und beidseitig auftreten.

Pathophysiologie

Obwohl alle anderen Kehlkopfmuskeln erhalten sind, resultiert pathophysiologisch doch eine erstaunlich **ausgeprägte Stimmstörung** mit einer kennzeichnenden **Symptom-Trias**:
- Stimmstörung seit Strumektomie
- **Sprechstimme instabil, leiser, heiser**
- **Sprechstimmlage auffällig vertieft**
- **Stimmumfang in der Höhe deutlich reduziert**
- Singen nicht mehr möglich
- kein regelhaftes Verschlucken.

Hier fehlt die Grundspannung der Stimmlippe, was die Kombination von Instabilität, Heiserkeit, Vertiefung und Höhenverlust der Stimme erklärt (➤ Tab. 12.5). Auch auf gezieltes Nachfragen wurde ein laryngeales Verschlucken verneint als Hinweis darauf, dass der R. internus n. laryngei superioris **nicht** an dieser Lähmungsform beteiligt ist. Die Taschenfalte folgt homolateral zwar **passiv** der Ary- und damit der Stimmlippen-Motilität, kann aber lähmungsbedingt trotz deutlich irregulärer Stimmlippen-Schwingungen mit gelegentlich sogar einer spezifisch dreieckförmigen Amplitude nicht kompensieren.

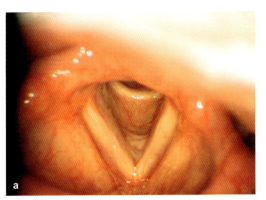
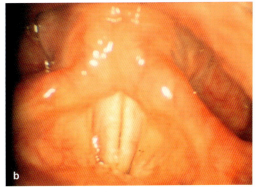

Abb. 12.4 a und b Lupenlaryngoskopische Fotos der **normalen** Stimmlippen-Motilität bei **Lähmung des R. externus n. laryngei superior** mit typisch-schmaler Schlussinsuffizienz im vorderen Glottisdrittel („Anticus-Spalt"); bei Phonation (b) (Kruse 1985, 1989a).

12 Kehlkopf-Lähmungen

Tab. 12.5 Pathophysiologie der Lähmung des R. externus des N. laryngeus superior.

Stimmlippen mobil, „Anticus-Spalt", keine Gundspannung	**cave:** laryngoskopisch wenig auffällig trotz deutlicher Stimmstörung (**Symptom-Trias**)
Ausfall der Willküraktivität	drohende Atrophie des M. cricothyreoideus (Grundspannung) und des M. ventricularis (Kompensation) mit antagonistisch ausgeprägtem Tonusverlust der homolateralen Stimmlippe
Störung von Synergismus und Antagonismen	• fehlender Funktionsrahmen für die noch willkürlich aktivierbaren, innervierten Stimmlippen-Muskeln • nicht willkürlich aktivierbare Muskeln

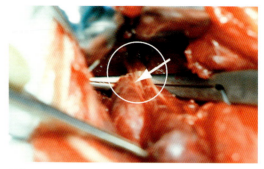

Abb. 12.5 Intraoperativer Situs am oberen Schilddrüsen-Pol (Kreis) vor Ligatur der Gefäße bei einer Strumektomie. Risikobehafteter Verlauf des R. externus (Pfeil) zwischen den oberen Polgefäßen. Ohne vorherige Separation des Nervs vor der Gefäß-Ligatur irreversible Lähmungsfolge! (Kruse 1989a; Dralle et al. 2004b)

Eine **dreieckförmige** Schwingungsamplitude war bislang ausschließlich bei einer Cricothyreoid-Pathologie (Kruse 1983, 1985, 1988) zu beobachten. Sie könnte ein Hinweis darauf sein, dass die menschliche Stimmlippe sich in der Tat aus ursprünglich getrennten thyreo- und ary-vokalen Anteilen entwickelt hat (Goerttler 1950) und hierbei möglicherweise der Grundspanner für die Schwingungskoordination verantwortlich zeichnet. In die gleiche Richtung gehen auch unsere Überlegungen zur Erklärung einer „Längseinschränkung" von Stimmlippen-Schwingungen (Schönhärl 1960) mit dorsaler „Hyperfunktion" und ligamentärer „Hypofunktion" (➤ Abb. 18.2, ➤ Abb. 18.3, ➤ Abb. 18.4), wie sie uns kennzeichnend zu sein scheint für bestimmte psychosomatische Dysphonien (➤ Kap. 18.2).

Diese Neuropathie haben wir bislang ausschließlich nach **Strumektomien** gesehen (Dralle et al. 2004a; Kruse 1985, 1989a), offenbar im Zusammenhang mit der Ligatur der **oberen Polgefäße**, verläuft doch der R. externus in unmittelbarer Nähe oder zwischen den oberen Polgefäßen (➤ Abb. 12.5) mit zudem häufiger Variabilität (Cernea et al. 1992). Deshalb muss der obere Pol chirurgisch nicht nur genauso sorgfältig wie der untere präpariert (Dralle et al. 2004a und b; Timmermann et al. 2002), sondern dieser Nerv vor der Ligatur der Gefäße von ihnen separiert werden.

Differenzialdiagnostik

Die Differenzialdiagnostik gegenüber einer traumatischen **Myopathie** des M. cricothyreoideus (➤ Kap. 17) als Folge z. B. von Auffahrunfällen oder Sportverletzungen („Kinnhaken") erfordert ein **EMG** dieses Muskels mit Ableitung der **Willküraktivität** und der gezielten Suche nach hier fehlenden pathologischen Spontanaktivitäten (Fasshauer et al. 1984a und b; Kruse 1983, 1985, 1989a). Letztere gelten in bestimmter Kombination als beweisend für eine Neurogenese.

Therapie

Die Therapie (➤ Tab. 12.6) hat naturgemäß den Grundtonus der Stimmlippen zu stabilisieren und somit primär den M. cricothyreoideus zu kräftigen. Hierzu wären neben der obligaten **Fremdaktivierung** mit allerdings spezieller Elektrodenplatzierung willkürliche **Glissando-Übungen** zu nutzen, die aber krankheitsbedingt von diesen Patienten allenfalls unzureichend, weil höhenreduziert realisiert werden können. Deswegen wird das individuell möglichst tief beginnende Aufwärts-Glissando kombiniert mit einer synchronen Retroflexion des Kopfes (Zenker et al. 1960).

12.4 Kehlkopf-Lähmungen im Einzelnen

Prognose

Dennoch bleibt die Prognose bei ein- wie beidseitigen Lähmungen nach unseren Erfahrungen **ungünstig**. Bestenfalls hat sich eine Stabilisierung der Sprechstimme erreichen lassen, was die Patienten **subjektiv** als eine deutliche Verbesserung durch die Therapie empfunden haben. **Objektiv** hat sich aber weder die Sprechstimmlage erhöhen oder gar normalisieren noch der Höhenumfang entscheidend ausweiten lassen. Singen ist nicht mehr möglich, zumindest nicht wie vor der Erkrankung. Operative Verfahren haben sich nicht bewährt und sind nicht anzuraten. Anders als bei der Recurrens-Lähmung erlauben synergistische und antagonistische Strategien kaum eine effektive Kompensation zur Stabilisierung des Erreichten. Eine erneute Stimmverschlechterung lässt sich durch eine Wiederholungsbehandlung nur vorübergehend auffangen.

Umso entscheidender wäre die erwähnte chirurgische Prävention, bestenfalls unter Nutzung des intraoperativen Neuromonitoring (IONM) (Dralle et al. 2004a und b; Neumann 2002a und b; Thomusch et al. 2004; Timmermann et al. 2002).

12.4.4 Kombinationslähmung des N. laryngeus inferior („recurrens") und des R. externus n. laryngei superioris

Bei Kombination der Lähmung des N. laryngeus inferior („recurrens") und derjenigen des R. externus n. laryngei superioris (➤ Abb. 12.6) fällt homolateral die **gesamte** laryngeale Willkürmotorik aus mit Stillstand der Stimmlippe in **Intermediärposition** (Atmungsruhestellung). Differenzialdiagnostisch bedeutsam gegenüber der Lähmung des paralaryngealen N. vagus (➤ Kap. 12.4.5) und der „hohen Vagus-Lähmung", meist bulbären Kehlkopf-Lähmung (➤ Kap. 12.4.10) wären die **fehlende** homolaterale Kompensation und eine **Atrophie** der Taschenfalte im unmittelbaren Vergleich mit der kontralateralen Struktur und Funktion. Ein beidseitiges Auftreten wäre zwar theoretisch denkbar, konnte unsererseits aber real noch nicht beobachtet werden.

Tab. 12.6 Therapieziele bei Lähmung des R. externus des N. laryngeus superior.

Verbesserung der glottischen Funktion	• Funktionale Stimmtherapie (Kruse) • gezielte Kräftigung des homolateralen M. cricothyreoideus (Glissando-Übungen)
Justierung des gestörten Synergismus	• Willküraktivierung mit Glissando-Übungen • phonationssynchrone selektive **Fremdaktivierung** der gelähmten Muskulatur (M. cricothyreoideus; Reizstrom) • evtl. gezielte glottische Stimulation (einatmungsgesteuert)
Verhinderung der muskulären Atrophie und kontralateralen Hypaktivität	• **absolute** Indikation zur selektiven Elektrisierung der gelähmten Muskulatur (250 ms) • **relative** Indikation zur selektiven kontralateralen Elektrisierung von M. cricothyreoideus bzw. Stimmlippen-Muskulatur (bei einseitiger Lähmung)

Die elektromyografisch objektivierte (Zenker et al. 1960), gezielte Cricothyreoid-Aktivierung durch Retroflexion des Kopfes bei gleichzeitiger Phonation eines auf **gleicher Tonhöhe** zu haltenden Tones resultiert aus der unterschiedlichen Flexibilität von Thyreoid und Krikoid. Bei dieser Aufgabenstellung kann das Krikoid wegen seiner Verbindung zur Trachea der Rückwärtsbewegung ventral nicht so weit folgen wie das relativ beweglichere Thyreoid mit **Vergrößerung des Spatium cricothyreoideus** und konsekutiv spontaner Stimmlagenvertiefung. Soll der Proband jedoch bei dieser Übung die Tonhöhe konstant halten, gelingt dies nur über eine zusätzliche Aktivierung des M. cricothyreoideus. In Kombination mit der synchronen Fremdaktivierung und dem phonatorischen Aufwärts-Glissando kann somit das Funktionsdefizit individuell optimal und zugleich spezifisch therapiert werden (➤ Kap. 9.2).

Neben diesem spezifischen Funktionstraining geht es ebenso um die bestmögliche Justierung des phonatorischen Synergismus und – auch bei nur einseitiger Lähmung – um die Kräftigung des M. „vocalis" beidseits als geschwächte Antagonisten über willkürliche Vokalphonation bei **relativ** indizierter **Fremdaktivierung** mit nun **paralaryngealer Elektrodenplatzierung**.

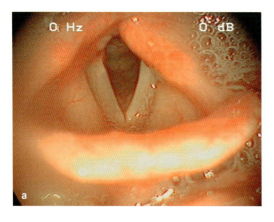
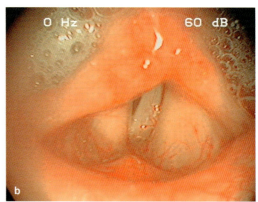
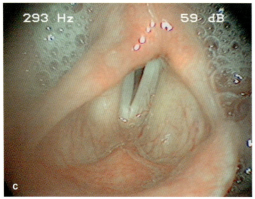
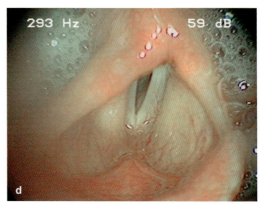

Abb. 12.6 a–d Lupenphonoskopische Fotos einer linksseitigen **Kombinationslähmung** des N. laryngeus inferior („recurrens") und des R. externus des N. laryngeus superior in **Intermediärposition**.
a) Laryngoskopie: Respiration
b) Laryngoskopie: Phonation (Taschenfalten-Kompensation nur rechts; links atrophisch-flache Taschenfalte)
c) Stroboskopie: maximaler Schluss
d) Stroboskopie: maximale Öffnung

Man möchte fast sagen „zum Glück" für Patienten, müsste doch bei beidseitiger Lähmung klinisch eine ständige **Aspiration** dominieren, die einzig durch eine operative Trennung von Atem- und Speiseweg zu beheben wäre.

Pathophysiologie

Pathophysiolgisch (> Tab. 12.7) ist wegen der intermediären Position der gelähmten Stimmlippe – außer bei individuell kleinen und engen Kehlköpfen – kein Glottisschluss möglich mit der Folge einer **Aphonie** und einer hochgradigen Störung der Belastungsatmung mit **extremer Kurzatmigkeit** bei normalem Atemvolumen. Laryngeales Verschlucken

Tab. 12.7 Pathophysiologie der **Kombinationslähmung** des N. laryngeus inferior („recurrens") und des R. externus des N. laryngeus superior.

Gelähmte Stimmlippe intermediär (Atmungsruheposition)	• weite Glottis (Aphonie) • mobile Stimmlippe ohne Widerlager (Hypaktivität) • keine Atmungsdosierung (extreme Kurzatmigkeit)
Homolateraler Ausfall aller Willküraktivität	homolateral drohende Atrophien
Massive Störung des Synergismus	• kontralateral noch willkürlich aktivierbare Muskeln ohne Widerlager • nicht willkürlich aktivierbare Muskeln • Hypaktivität des kontralateralen M. cricothyreoideus

mit Penetration oder Aspiration gehört nicht zum Störungskomplex.

Die gelegentlich sichtbare „stille Aspiration" von massiv vermehrtem Sekret ist für uns neuropathologisch noch nicht zuzuordnen, auch nicht eine in Einzelfällen auffällige Schleimretention im Sinus piriformis (> Abb. 12.6).

Therapie

Therapeutisch (> Tab. 12.8) hat sich die konservative Stimmtherapie als ineffektiv erwiesen insofern, als sich keine Veränderung der funktionell ungünstigen Lähmungsstellung hat erzielen lassen. Andererseits erscheint ein Zuwarten auf eine eventuelle Re-Innervation des R. externus mit verbleibender Aphonie und Kurzatmigkeit über einen Zeitraum von bis zu 1 Jahr für die Patienten unzumutbar. Wir haben jedenfalls in unserem Krankengut kein einziges Beispiel für eine Erholung der Nervenfunktion finden können, die angesichts der Pathogenese (> Kap. 12.4.3) auch eher unwahrscheinlich wäre. Eine selbst mehrfache Augmentation (> Kap. 12.4.5) bleibt funktionell unzureichend, weshalb heute für uns eine **sofortige phonochirurgische Medianverlagerung** die alternativlose Therapie der Wahl darstellt. Eine postoperative konservative Logopädie wie nach einer Glottiserweiterung (> Kap. 12.4.2) wäre sicherlich vorteilhaft, wird aber von den operierten Patienten nicht für erforderlich gehalten. Dafür ist der Wechsel von der Aphonie zur wieder stimmhaften Phonation offenbar viel zu überzeugend.

12.4.5 Lähmung des paralaryngealen N. vagus

Auch diese ein- wie beidseitig auftretende Lähmung (> Abb. 12.7) wird meist noch nicht als solche erkannt. Dabei ist sie vermutlich eine durchaus **häufige** Lähmungsvariante, heute unter Einsatz des Neuromonitorings weniger in Zusammenhang mit nach lateral ausgreifenden Strumektomien (Dralle et al. 2004b) als eher noch in Verbindung mit Operationen an den großen Halsgefäßen, speziell der Karotis-Chirurgie.

Pathophysiologie

Pathoneurologisch liegt die Läsion **unterhalb** der Abzweigung des oberen Kehlkopf-Nervs, schließt aber meist den N. laryngeus inferior („recurrens") ein. Nicht gelähmt ist dagegen der N. laryngeus superior (Fukuda et al. 1972, 1973; Kirchner 1987), folglich bleibt der M. cricothyreoideus willkürmotorisch innerviert. Auch der M. ventricularis bleibt demnach funktionsfähig mit nun aber erheblich **reduzierter**, ausgesprochen diskreter, bei gezielter Beobachtung jedoch **erhaltener Kompensationsaktivität**. Hieraus und aus der fehlenden Taschenfalten-Atrophie ergibt sich ein bereits laryngoskopisch erkennbarer Unterschied zur Kombinationslähmung (> Kap. 12.4.4). In Abgrenzung zur Recurrens-Lähmung fallen andererseits eine mehr lateralisierte **Zwischenposition** der gelähmten Stimmlippe zwischen paramedian und intermediär (Dralle et al. 2004b; Fukuda et al. 1972; Kirchner 1977, 1987; Kruse 2004; Sasaki et al. 1980) sowie eine für diese Lähmung kennzeichnende **Exkavation** und ein homolateraler **Ary-Vorfall** bei Respration auf (> Abb. 12.7).

Zwischenposition, Exkavation und respiratorischer Ary-Vorfall bilden somit pathophysiologisch (> Tab. 12.9) das differenzialdiagnostisch entscheidende „Plus" (Hofer et al. 1964) gegenüber der

Tab. 12.8 Therapieschema der **Kombinationslähmung** des N. laryngeus inferior („recurrens") und des R. externus des N. laryngeus superior.

Verbesserung der glottischen Funktion	nur phonochirurgisch möglich (**Medianverlagerung;** Türflügelplastik)
(Postoperativ logopädische Option)	• Willküraktivierung nicht gelähmter Muskeln (Stimmübungen) • phonationssynchrone selektive **Fremdaktivierung** der gelähmten Muskulatur
Verhinderung der kontralateralen Hyperaktivität	• **absolute** Indikation zur selektiven Elektrisierung der gelähmten Muskulatur (250 ms) • **relative** Indikation zur selektiven kontralateralen Elektrisierung (50 ms)

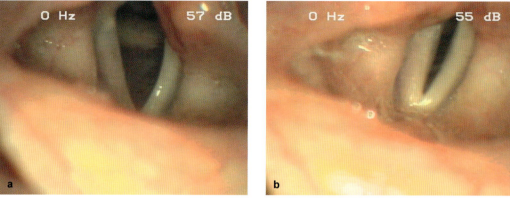
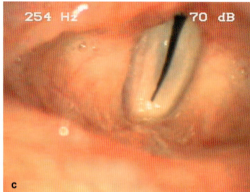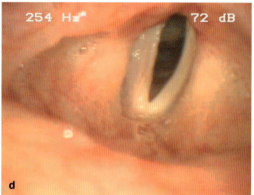

Abb. 12.7 a–d Lupenphonoskopische Fotos einer linksseitigen Lähmung des paralaryngealen **N. vagus** in „Zwischenposition" zwischen paramedian und intermediär und typischer Exkavation (s. Text).
a) Laryngoskopie: Respiration (Ary-Vorfall, Exkavation)
b) Laryngoskopie: Phonation
c) Stroboskopie: maximaler Schluss
d) Stroboskopie: maximale Öffnung

Tab. 12.9 Pathophysiologie der einseitigen Lähmung des paralaryngealen N. vagus.	
Gelähmte Stimmlippe in Zwischenposition	• fehlender Glottisschluss (hochgradige Dys-/Aphonie) • mobile Stimmlippe ohne Widerlager (Hypaktivität) • reduzierte Atmungsdosierung (massive Kurzatmigkeit)
Ausfall der Willküraktivität	• drohende Atrophie • Tonusverlust (Verstärkung Dysphonie) + **Exkavation** • extreme Hypaktivität des homolateralen **M. cricothyreoideus**
Störung von Synergismus und Antagonismen	• noch willkürlich aktivierbare Muskeln • nicht willkürlich aktivierbare Muskeln

Recurrens-Lähmung (➤ Kap. 12.4.1) und dürften aus einem **Ausfall der respiratorischen Funktion** des M. cricothyreoideus (inspiratorische Verlängerung und **aktive** exspiratorische Näherung der Stimmlippen) resultieren **trotz** dessen intakter willkürmotorischer Innervation (Sasaki et al. 1980).

Nach den Studien der exzellenten Arbeitsgruppe um John A. KIRCHNER (Fukuda et al. 1972, 1973; Kirchner 1966, 1977, 1987) scheint für diesen Funktionsausfall eine Störung der respiratorischen Afferenzen thorakaler und pulmonaler Druckrezeptoren ursächlich zu sein mit ihrer offenbar physiologischen Leitung zum medullären Atemzentrum über den N. vagus und Aktivitätssteuerung auch der laryngealen Atmungsmuskeln (M. cricoarytenoideus posterior [Fukuda et al. 1973] und M. cricothyreoideus ([Fukuda et al. 1972; Sasaki et al. 1980]). Diese **laryngeal-**

> reflektive **Respirationsmotorik** könnte normalerweise dafür verantwortlich sein, dass die Stimmlippe während der Atmungsphasen bekanntlich straff gespannt und deren Rand offenbar durch reflexmotorisch gesteuerte **Respirationsaktivität** des M. cricothyreoideus in **synergistischer** Kooperation mit dem M. cricoarytenoideus posterior gerade bleibt (Sasaki et al. 1980; Suzuki et al. 1970). Ihr Ausfall mit typischer Exkavation und Zwischenposition der gelähmten Stimmlippe wäre dann unseres Wissens der erste klinische Beleg für eine **reflexmotorische** Störungskomponente beim **Menschen**. Die erhöhte Respirationsaktivität des M. cricothyreoideus bei Hypoxien und deren unmittelbarer Stopp nach Tracheotomie (Suzuki et al. 1970) dürfte zusätzlich auf eine blutchemische Reflexauslösung verweisen.

Therapie

Die Therapie (➤ Tab. 12.10) beginnt mit einer – auch bei beidseitiger Lähmung – nur **unilateral** indizierten phonochirurgischen **Augmentation**, um für die unmittelbar anschließende konservative Stimmbehandlung eine günstigere Basis zu schaffen mit wieder stimmhafter Phonation. Erst in dieser Abfolge ergibt sich eine ungleich höhere und schneller erzielbare Effektivität und belastungsfähige Stimmstabilität (➤ Abb. 12.8). Besonderes Gewicht muss auf die intensive Kräftigung des M. cricothyreoideus gelegt werden (➤ Kap. 12.4.3).

Prognose

Die Prognose ist zumindest bei einseitigem Auftreten relativ gut, gelegentlich in Abhängigkeit von der Grunderkrankung bzw. Ursache auftretende Verschlechterungen sind mit einer erneuten Augmentation schnell zu korrigieren.

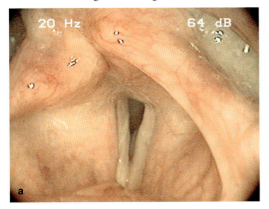
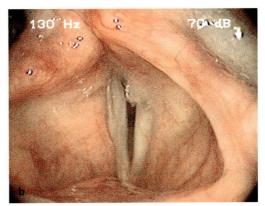
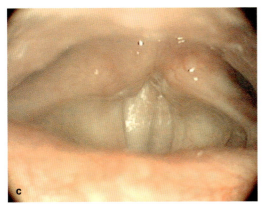
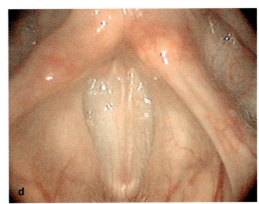

Abb. 12.8 a–d Lupenphonoskopische **Phonations**-Fotos (a und c Laryngoskopie; b und d Stroboskopie, maximaler Schluss) einer **linksseitigen Lähmung des N. vagus** vor (a und b) und nach (c und d) **Augmentation** in Lokalanästhesie.

Göttinger Heiserkeitsdiagramm

	2006 / 08 / 25
	Nr.

Mode	n	Period-correlation	Jitter [%]	Shimmer [%]	GNE	F0 [Hz]	Irreg.-component	Noise-component
[a] normal	2	0.992	2.81	0.1	0.57	-	3.5 (0.07)	2.0 (2.01)
[a] normal	5	0.977	5.35	0.2	0.49	-	4.5 (0.53)	2.4 (4.74)
[e] normal	3	0.986	5.91	0.4	0.62	-	4.7 (0.22)	1.8 (2.56)
[i] normal	3	0.988	5.65	0.2	0.57	-	4.2 (0.67)	2.0 (2.85)
[o] normal	4	0.994	4.64	0.1	0.57	-	3.7 (0.44)	2.0 (3.53)
[u] normal	3	0.991	7.62	0.2	0.62	-	4.5 (0.12)	1.8 (2.60)
[a] normal	4	0.996	4.53	0.1	0.55	-	3.4 (0.08)	2.1 (3.69)
[a] low pitch	3	0.994	3.35	0.1	0.50	-	3.6 (0.15)	2.3 (3.28)
[a] low pitch	5	0.990	4.19	0.2	0.66	-	4.0 (0.26)	1.6 (3.35)
[e] low pitch	4	0.994	2.73	0.2	0.51	-	3.5 (0.06)	2.3 (3.92)
[i] low pitch	4	0.991	5.58	0.2	0.38	-	4.1 (0.26)	2.8 (4.85)
[o] low pitch	3	0.998	3.36	0.1	0.39	-	3.2 (0.02)	2.8 (3.91)
[u] low pitch	4	0.996	4.32	0.1	0.53	-	3.6 (0.16)	2.2 (3.81)
[a] low pitch	3	0.981	7.17	0.2	0.47	-	4.7 (0.31)	2.4 (3.42)
[a] high pitch	4	0.999	2.14	0.1	0.64	-	2.7 (0.08)	1.7 (2.98)
[a] high pitch	3	0.989	6.41	0.8	0.53	-	5.0 (0.22)	2.2 (3.16)
[e] high pitch	4	0.999	2.10	0.3	0.67	-	2.9 (0.20)	1.6 (2.82)
[i] high pitch	4	0.964	14.66	0.9	0.88	-	6.1 (0.19)	0.7 (1.25)
[o] high pitch	4	0.998	3.33	0.3	0.14	-	3.4 (0.25)	3.8 (6.54)
[u] high pitch	4	0.993	4.55	0.2	0.28	-	3.9 (0.15)	3.2 (5.61)
[a] high pitch	6	0.998	2.06	0.2	0.54	-	3.0 (0.12)	2.1 (4.77)
[a] after load	3	0.983	5.44	0.6	0.75	-	4.9 (0.22)	1.3 (1.83)
[a] after load	4	0.963	8.40	1.0	0.62	-	5.4 (0.94)	1.8 (3.18)
[e] after load	3	0.992	6.15	0.2	0.60	-	4.2 (0.23)	1.9 (2.68)
[i] after load						-		
[o] after load	6	0.994	4.84	0.1	0.22	-	3.7 (0.38)	3.4 (7.73)
[u] after load	4	0.981	9.89	0.4	0.46	-	5.2 (0.15)	2.5 (4.31)
[a] after load	3	0.996	2.43	0.1	0.41	-	3.0 (0.45)	2.7 (3.77)
mean	3.78	0.99	5.17	0.29	0.53	-	4.02 (0.82)	2.20 (0.63)

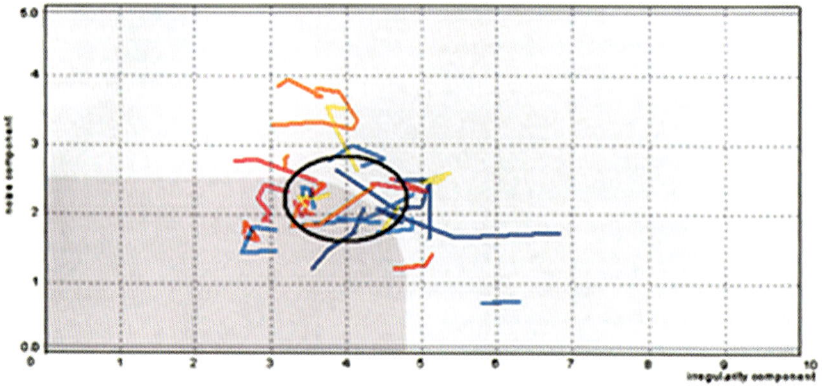

		lngWAVES v2.33.05

e

Abb. 12.8 e GHD vor Augmentation.

12.4 Kehlkopf-Lähmungen im Einzelnen

Göttinger Heiserkeitsdiagramm

Abb. 12.8 f GHD nach Augmentation.

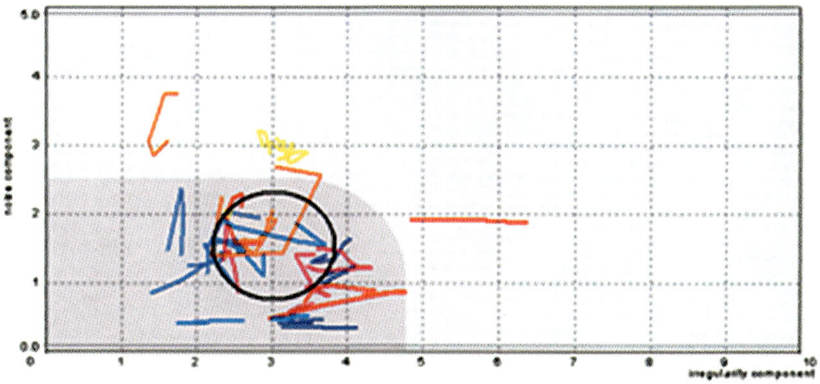

Tab. 12.10 Therapieschema der einseitigen Lähmung des paralaryngealen N. vagus.

1.	Verbesserung der glottischen Funktion	phonochirurgische **Augmentation**
2.	**Postaugmentäre Logopädie**	• Willküraktivierung nicht gelähmter Muskeln (Stimmübungen) • phonationssynchrone selektive **Fremdaktivierung** der gelähmten Muskulatur (Reizstrom)
	Justierung des gestörten Synergismus	• Willküraktivierung nicht gelähmter Muskeln (Stimmübungen) • phonationssynchrone selektive **Fremdaktivierung** der gelähmten Muskulatur und des homolateralen (innervierten!) M. cricothyreoideus (Glissando)
	Verhinderung der kontralateralen Hypaktivität	• **relative** Indikation zur selektiven kontralateralen Elektrisierung (50 ms) • gezielte Kräftigung des kontralateralen M. cricothyreoideus (Glissando)

12.4.6 Lähmung des R. anterior n. laryngei inferioris („recurrens")

An diese wiederum ein- und beidseitig auftretende Lähmungsform ist immer dann zu denken, wenn die Stimmverschlechterung bis hin zur Aphonie nicht unmittelbar postoperativ eintritt, sondern erst mit unterschiedlich langer **Latenz**. Diese kann nach unseren Beobachtungen zwischen kaum 1 Stunde („erst im Aufwachraum") bis zu einigen Monaten betragen.

Pathophysiologie

Bei der Laryngoskopie ist eine **aktive**, von der kompensatorischen Taschenfalten-Aktivität **unabhängige Restbeweglichkeit** der gelähmten Stimmlippe typisch. Die Öffnung ist normal, während die Adduktion ineffektiv bleibt mit einem mehr oder weniger breiten Glottisspalt (➤ Abb. 12.9), ausgeprägter Heiserkeit und nicht selten einer Aphonie. Entsprechend ist auch die Belastungsatmung hochgradig gestört (➤ Tab. 12.11).

Neuropathologisch handelt es sich demnach um eine **Partiallähmung** des N. recurrens, nämlich seines R. anterior mit Ausfall der Stimmlippen-Adduktoren und des Feinspanners sowie einer „**Intermediärstellung**" nur bei Respiration, nicht aber bei Phonation (Dralle et al. 2004b; Kruse 2004; Olthoff et al. 2003).

Eine **chirurgische** Schädigung des R. anterior n. laryngei inferioris ist wegen der erst **endolaryngealen** Aufteilung des N. recurrens nicht vorstellbar. Hierauf wurde eine Studiengruppe von Schilddrüsenchirurgen über die Wertigkeit des intraoperativen Neuromonitorings (Dralle et al. 2004a; Neumann et al. 2001) aufmerksam, weil „Recurrensparesen" befundet wurden trotz eines neuromonitorischen Normalbefundes am Ende der Operation. Pathomechanisch kommt deshalb eine **intubationsbedingte subglottische Kompression** durch einen zu hoch sitzenden bzw. intraoperativ verrutschten Cuff infrage (➤ Abb. 3.10) (Dralle et al. 2004b). Zur Prävention wird deshalb nach visuell kontrollierter Intubation die Markierung der regulären Tubuslage in Höhe der Zahnreihe empfohlen, die intraoperativ leicht kontrollierbar bleibt.

Ungeklärt scheint aber bislang, warum bei dieser hypothetischen **Neurapraxie** so variable Latenzen resultieren, und zwar sowohl in deren Genese wie auch in ihrer Remission.

Therapie und Prognose

Angesichts der nach Literatur (Dralle et al. 2004b) und eigenen Erfahrungen (Olthoff et al. 2003) absolut **günstigen Prognose** mit ausnahmslos kompletter Reinnervation ist die Frage einer sinnvollen, zielführenden Therapie nicht eindeutig zu beantworten (➤ Tab. 12.12). Eine zu diskutierende initiale **Augmentation** könnte allenfalls als „Brückentherapie" – angesichts der intakten Öffnungsfunktion bei beidseitiger Lähmung durchaus auch **beidseitig** – erfolgen in der Vorstellung, schnellstmöglich eine wieder stimmhafte Phonation zu erreichen. Aufgrund der spontanen Resorption wären hierdurch auch keine vibratorischen Einschränkungen nach Spontanremission zu erwarten.

12.4 Kehlkopf-Lähmungen im Einzelnen

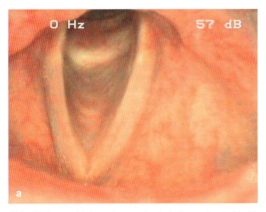 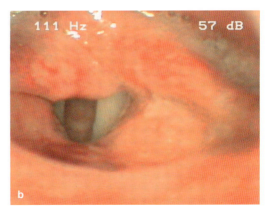

Abb. 12.9 a und b Lupenlaryngoskopische Fotos einer beidseitigen **Lähmung des R. anterior** des N. laryngeus inferior („recurrens").
a) Respiration
b) Phonation

Tab. 12.11 Pathophysiologie der Lähmung des R. anterior des N. laryngeus inferior („recurrens").

Ausfall	ligam. Schließer und Feinspanner
Erhalt	Öffner, Grundspanner und Kompensation
Stellung	„intermediär" (bei Atmung, **nicht** bei Phonation!)
TF-Kompensation	ja, deutlich
Restbeweglichkeit	ja, **aktiv**
Schlucken	ungestört (Kompensation)
Ruheatmung	ungestört
Belastungsatmung	hochgradig gestört
Stimme	hochgradig gestört (einseitig) aphon (bds.)

Tab. 12.12 Therapieschema der Lähmung des R. anterior des N. laryngeus inferior („recurrens").

Verbesserung der glottischen Funktion	phonochirurgische **Augmentation** (?)
Logopädie: Verbesserung der glottischen Funktion	• Funktionale Stimmtherapie (Kruse) • gezielte **glottische** Aktivierung (einatmungsgesteuert) • keine direkte Therapie der supraglottischen Kompensation
Justierung des gestörten Synergismus	• Willküraktivierung nicht gelähmter Muskeln (Stimmübungen) • phonationssynchrone selektive **Fremdaktivierung** der gelähmten Muskulatur (Reizstrom, 250 ms)
Verhinderung der kontralateralen Hyperaktivität (einseitige Lähmung)	**relative** Indikation zur selektiven kontralateralen Elektrisierung (50 ms)
Prognose	absolut gut, Normalisierung

Unverzichtbar bleiben aber die Information und Motivierung der Patienten, trotz auch einer initialen und durchaus auch länger bestehenden Aphonie ihre Stimme so intensiv und häufig wie möglich willkürlich zu **aktivieren**. Was eine solche „Stimmbelastung" in Unterscheidung zur Überlastung auf den Einzelfall bezogen bedeutet, wäre in einer zusätzlichen konservativen Stimmtherapie zu trainieren mit Unterstützung durch die selektive Elektrisierung. Ob eine solche Therapie den Heilungsvorgang beschleunigt, sei dahingestellt. Wer jedoch bei Patienten erlebt hat, wie quälend in Besonderheit eine Aphonie sein kann, zumal bei beruflicher Stimmanforderung, wird auf eine konservative Therapie im üblichen Umfang (➤ Kap. 9) nicht verzichten.

12.4.7 Lähmung des R. posterior n. laryngei inferioris („recurrens")?

Die nun naheliegende Suche nach einer Partiallähmung auch des **R. posterior** zeigte eine erste Schwierigkeit in der Unterschiedlichkeit der anatomischen Beschreibungen (Olthoff et al. 2004). So wurde nicht nur eine topografisch relativ tiefe Aufzweigung des N. recurrens deutlich distal des Cricothyreoid-Gelenks dargestellt, sondern auch eine unterschiedliche Zahl und Denomination der Äste dieses hinteren Zweiges. Die Präparation der eigenen Arbeitsgruppe (Schiel 2006; Schiel et al. 2004) bestätigte in etwa frühere Darstellungen (Lang et al. 1985, 1986) mit Aufzweigung des N. recurrens erst in Höhe des Cricothyreoid-Gelenks (➤ Abb. 3.9). Anschließend verläuft der R. posterior fast komplett verdeckt **unter** dem M. cricoarytenoideus posterior („Posticus") zum M. interarytenoideus („Transversus") und entzieht sich somit jeglicher chirurgischer Traumatisierbarkeit. Unabhängig von der Frage, ob der R. posterior noch weitere Muskeläste an den über ihm liegenden M. cricoarytenoideus posterior abgibt oder nicht, halten wir im Ergebnis die Existenz einer Partiallähmung des R. posterior für **unwahrscheinlich** und können in unserer Datei hierfür auch kein klinisches Beispiel finden.

12.4.8 Lähmung der Rr. musculares n. laryngei inferioris („recurrens")?

Auf den ersten Blick läsionsgefährdet erscheinen dagegen die relativ zarten Rr. musculares n. laryngei inferioris („recurrens"), die den einzigen Glottis-Öffner, den M. cricoarytenoideus posterior, innervieren. Diese Äste entspringen hauptsächlich aus dem Hauptstamm des N. recurrens, nur teilweise kommt einer der Äste auch noch aus zumindest dem Anfangsteil des R. posterior (➤ Abb. 3.9). Aufgrund der in dieser Abbildung zugleich erkennbaren topographischen Relation zur Schilddrüse schließt die Studiengruppe der Schilddrüsen-Chirurgen (Dralle et al. 2004a und b) ein intraoperatives Risiko für diese Nervenäste einhellig und eindeutig aus. Andere Pathomechanismen für einen **isolierten** klinischen Ausfall nur des Stimmlippen-Öffners sind uns nicht bekannt oder klinisch belegbar.

12.4.9 Lähmung des R. communicans cum nervo laryngeo superiore (Ansa Galeni)?

Im Rahmen jeder Recurrens-nahen Chirurgie wäre dagegen zumindest theoretisch eine **isolierte Läsion** der recht kräftigen Ansa Galeni sehr wohl denkbar (➤ Abb. 3.9). Hierfür fehlt uns aber ein korrespondentes klinisches Bild.

Eine Erklärung mag darin zu sehen sein, dass uns bisher keine makroskopische Darstellung erinnerlich ist, aus der dieses möglicherweise unterschätzte chirurgische Risiko für diesen Recurrens-Ast so plastisch ersichtlich wurde. Man wird deshalb zukünftig diese Variante in die klinische Differenzialdiagnostik einzubeziehen haben.

12.4.10 Bulbäre Lähmungen

Treten Kehlkopf-Lähmungen im Rahmen von Bulbärparalysen auf, würde theoretisch – wie bei der „hohen Vagus-Lähmung" kranial vom Abgang des oberen Kehlkopfnervs – homolateral ausnahmslos die **gesamte** laryngeale Willkürmotorik ausfallen müssen mit resultierender **intermediärer** Lähmungsposition der Stimmlippe (➤ Kap. 12.4.4). Bei einigen Patienten haben wir jedoch beobachten können, dass dies nicht immer der Fall sein muss, sondern als klinisches „Paradoxon" eine für die Patienten prognostisch günstigere, aber erklärungsbedürftige **Paramedianstellung** (➤ Kap. 12.4.1) vorliegen kann.

Die intrakranielle Anatomie der Hirnnerven zeigt im Unterschied zum extrakraniellen Verlauf eine deutliche **Separation des N. vagus** gegenüber dem **R. internus des N. accessorius** (➤ Abb. 12.10; Sobotta 1972; Linn et al. 2009; Netter 1989; Wiles et al. 2007) und würde die isolierte Läsion jeweils nur **eines** dieser beiden Nerven erklären können, z. B. nur des inneren (kranialen) Astes des N. accessorius. Nun finden sich in der Literatur wiederholt Hinweise (u. a. Miehlke 1974), dass beim Menschen der innere (kraniale) Ast den **N. recurrens** repräsentiert (Bowden 1974), zum Ganglion jugulare inferius zieht und erst unmittelbar distal vom Ganglion nodosum (inferius) (Netter 1989) eine gemeinsame Nervenscheide mit dem N. vagus bildet. Innerhalb dieser Nervenscheide soll er aber weiterhin als in sich **separates Faserbündel** verlaufen (➤ Abb. 12.11) und den „N. vagus" dann als N. laryngeus inferior („recurrens") wieder verlassen. Demnach würde der N. recurrens originär – entgegen aller Lehrbuch-Meinungen – nicht aus dem N. vagus (X) stammen, sondern aus dem **N. accessorius** (XI) (Bowden 1974). Unter diesem Aspekt wäre auch die Lähmung des paralaryngealen N. vagus (➤ Kap. 12.4.5) zu überprüfen und möglicherweise je nach Höhe der Läsion (ober- oder unterhalb dieser Abzweigung) noch weiter zu differenzieren.

12.4 Kehlkopf-Lähmungen im Einzelnen

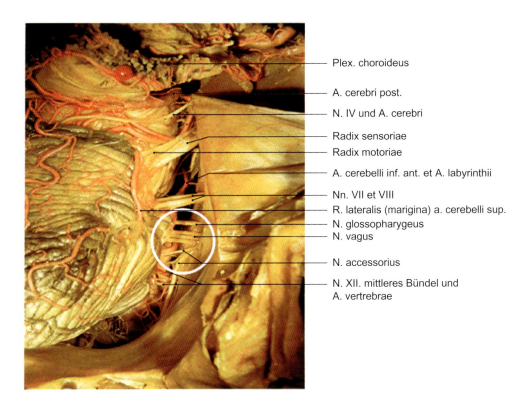

Abb. 12.10 Intrakranielle Neuroanatomie der Hirnnerven: deutlich **getrennter** Verlauf der Faserbündel des N. vagus (X) und des R. internus des N. accessorius (XI) (Sobotta-Becher 1972).

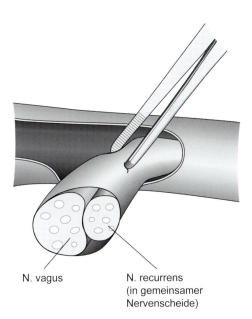

Abb. 12.11 Querschnittsskizze des humanen **N. vagus** in seinem **extrakraniellen Verlauf oberhalb** des Abgangs des N. recurrens (Miehlke 1974).

KAPITEL 13
Zentrale Dysphonien

Im Unterschied zu den Kehlkopf-Lähmungen mit ihrer jeweils spezifischen Neuroläsion im Verlauf des neuroanatomisch II. motorischen Neurons und homolateral kennzeichnenden phonoskopischen Befunden (➤ Kap. 12.4) liegen die Ursachen der zentralen Dysphonien definitorisch im **I. motorischen Neuron**, der „Pyramidenbahn" (➤ Abb. 13.1). Da diese sich bekanntlich **überwiegend**, aber nicht komplett kreuzt, resultiert auf jeder Kehlkopfhälfte eine neuronale Verbindung zur links- wie zur rechtshemisphärischen kortikal-motorischen Larynx-Repräsentation (Olthoff et al. 2008; Rödel et al. 2004). Damit dürfte eine **isolierte „zentrale" Kehlkopf-Lähmung** in Unterscheidung zu laryngealen **Motilitätsstörungen** pathophysiologisch kaum vorstellbar sein.

Allerdings existiert hier eine uneinheitliche Terminologie insofern, als insbesondere die Neurologie auch solche **Motilitätsstörungen** unter der Diagnose „Lähmung" subsummiert. Für die **Neurolaryngologie** halten wir dies jedoch für eher verwirrend, sind hier doch Motilitäts-

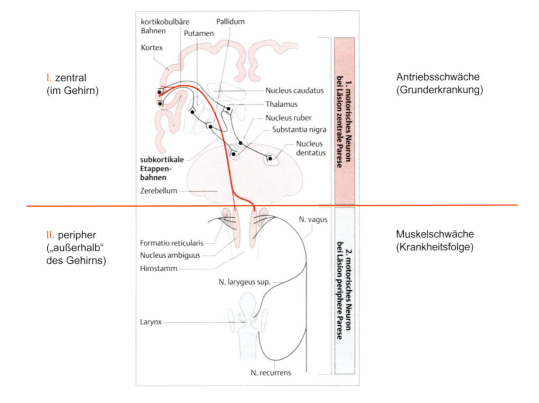

Abb. 13.1 Neuroanatomisches Verlaufsschema des **I. motorischen Neurons** („Pyramidenbahn") mit „zentraler" Steuerung der Phonation und **intrakranieller Umschaltung** auf das II. motorische Neuron im Kerngebiet der phonationsrelevanten Hirnnerven in der Medulla oblongata (nach Schroeter-Morasch et al. 2005). Zuordnung von zentraler Pathophysiologie und peripherer Krankheitsfolge bei zentralen Dysphonien (➤ Kap. 13).

störungen in ihrer jeweiligen Genese und phonoskopischen Symptomatik differenzialdiagnostisch, therapeutisch und prognostisch gegenüber den Kehlkopf-Lähmungen abgrenzbar. In Besonderheit trifft dies bei einem meist vorliegenden laryngoskopischen **Stillstand** betroffener Stimmlippen zu, der absolut **untypisch** zu sein scheint für zentrale Dysphonien mit ihrer **systemischen** Phonationsstörung, und gegenüber Spasmen abzugrenzen ist.

Klassifikationen

Die erste Klassifikation der zentralen Dysphonien (Aronson 1980) weist in direkter Korrespondenz zur ebenfalls aus der amerikanischen Mayo-Klinik stammenden Einteilung der Dysarthrien (Darley et al. 1975) 8 Varianten aus. Nachfolgend wurde von der Münchener „neurophonetischen Arbeitsgruppe" (Cramon et al. 1984; Hartmann et al. 1984a und b; Morasch et al. 1984; Vogel et al. 1982) eine bereits abweichende Klassifikation mit wiederum 8 Formen publiziert und im Wesentlichen auditiv-perzeptiv differenziert. Auffällig war jedoch, dass sowohl in der einschlägigen Literatur wie auch bei diesen beiden Klassifikationen **stroboskopische Befunde** fehlten, also aus heutiger Sicht die für die Funktionsbeurteilung unverzichtbare Diagnostik der **Messfühlerebene** des stimmregulatorischen Systems (➤ Kap. 6 bis 8) unterblieb.

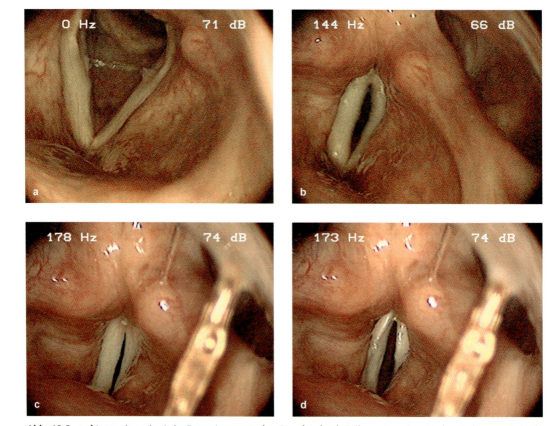

Abb. 13.2 a–d Lupenphonoskopische Fotos einer **zentralen Dysphonie** als Frühsymptom eines Morbus Parkinson mit deutlichem „Internus-Spalt" und stroboskopisch ausgeprägt hypofunktioneller Symptomatik.
a) Laryngoskopie: Respiration
b) Laryngoskopie: Phonation
c) Stroboskopie: maximaler Schluss
d) Stroboskopie: maximale Öffnung

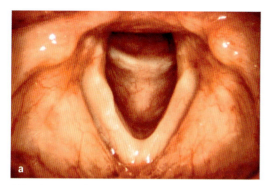 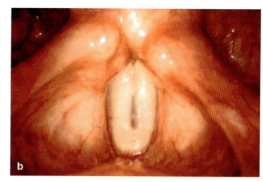

Abb. 13.3 Lupenlaryngoskopisches Foto eines „**Internus-Spalts**" bei Phonation (rechts).

In eigenen Untersuchungen[1] haben wir an Patienten mit Enzephalopathien unterschiedlicher Genese (vaskulär, traumatisch, entzündlich, degenerativ) beide Klassifikationen nicht nachvollziehen können, zugleich aber zusätzlich stroboskopische Befunde erhoben mit nun allerdings unerwartetem, von der Genese unabhängigem Ergebnis einer **ausnahmslos ausgeprägten hypofunktionellen** Symptomatik (➤ Abb. 13.2). So überraschend dieser Befund zunächst war, hat er sich nicht nur bei vielen weiteren Patienten, sondern retrospektiv auch in der Literatur (Aronson 1980; Hanson 1991; Hanson et al. 1984) zumindest indirekt bestätigen lassen über das **laryngoskopische** Symptom in Form des „Internus-Spalts" bei Phonation (➤ Abb. 13.3). Diese Variante eines **inkompletten Glottisschlusses** resultiert laryngoskopisch als visueller Summationseffekt aus einer stroboskopisch erweiterten Schwingungsamplitude mit verlängerter Öffnungsphase und somit einer **hypofunktionellen** Symptomatik.

Symptomatik

Die ausgeprägte **hypofunktionelle** Symptomatik scheint somit im gesamten anamnestischen und klinischen Kontext auf eine Pathologie im Bereich des I. motorischen Neurons zu verweisen. Im Unterschied zu Lähmungen geht sie jedoch nicht mit Ausfällen einzelner laryngealer Muskelgruppen einher, sondern mit einer auffälligen **Schwäche** des synergistisch-muskulären Funktions**systems** der Glottis.

Zu einer solchen offenbar **systemischen** Störung mit „Mutismus" (Aphonie) **ohne** Akinese führen bei Mensch und Tier auch Läsionen im vorderen Gyrus cinguli, dem eine Bedeutung für die Willkürkontrolle emotionaler Lautäußerungen zugeschrieben wird (Jürgens 1999; s. a. Olthoff et al. 2008 und ➤ Kap. 6.1).

Auf die kennzeichnende Schwächung der stimmregulatorischen Messfühlerebene reagiert die Supraglottis wiederum mit ihrer kompensatorischen Aktivität (➤ Kap. 5 und 6), die im Gegensatz zur Literatur (Morasch et al. 1984) keineswegs spezifisch ist für eine zentrale Dysphonie.

Als Ursache der charakteristischen Hypofunktion denken wir an eine mehr oder minder massive neuronale „**Antriebsschwäche**" (➤ Abb. 13.1) mit der Folge einer meist beiderseitigen, somit eher **systemhaften Minderaktivierung** der peripheren Zielmuskulatur (Großmann 1912). Diese zentrale Hypaktivität müsste noch weiter konkretisiert werden in Richtung Transmitterstörung, Neurapraxie, Myelinabbau oder sonstige neurodegenerative Prozesse.

---

[1] Auf dankenswerte Initiative von und in Kooperation mit Herrn Dr. Wolfgang Puschendorf, seinerzeitigem Oberarzt der Neurologischen Klinik der Hardtwald-Kliniken I Bad Zwesten und heutigem Chefarzt der Neurologischen Klinik Westend in Bad Wildungen.

> So klagen beispielsweise **Parkinson-Patienten** sehr oft über ihre schwache, leise, wenig belastungsfähige, leicht ermüdbare Stimme (Dubiel 2008) mit konsekutiver Sprechanstrengung, die eine parallele **Dysarthrie** unter dem Oberbegriff **Dysarthrophonie** noch verstärkt. Andererseits kann eine zentrale Dysphonie **Frühsymptom** einer Neurodegeneration (ALS, MS) sein. Hieran ist in Besonderheit dann zu denken und mit einer Überweisung zur neurophysiologischen Diagnostik zu reagieren, wenn die Patienten anders als bei einer hypofunktionellen Dysphonie (➤ Kap. 14.1) und ohne vorherige Strumektomie (➤ Kap. 12.4.3) recht präzise über einen **relativ kürzlichen Störungsbeginn** vor erst einigen Wochen berichten und sich dann stroboskopisch eine auffällig **ausgeprägte** Hypofunktion zeigt. Unsere nächste anamnestische Frage gilt dann einer Dysphagie als möglicherweise weiterem Frühsymptom.

Während somit, offensichtlich unabhängig von der jeweiligen Genese, diese uniforme Schwächung der Kehlkopf-Funktion keine weitere, speziell phoniatrische Differenzierung der zentralen Dysphonien erlaubt, gibt es über den differenzialdiagnostisch erforderlichen Ausschluss peripherer Pathomechanismen hinaus **spezifische** Laryngoskopie-Hinweise auf eine **zentrale Pathologie**. Hierzu zählen:

- ataktische Spontanbewegungen der Stimmlippen während der Respiration (Myokloni und Tremor),
- Motilitätsstörungen in Form von retardierter Ab- und Adduktion und motorischer Asymmetrie bis hin zu paradoxen Stimmlippen-Bewegungen mit dann auch inspiratorischem Sprechen oder Stridor und spastischen „Pseudo-Lähmungen".

Hieraus resultieren auch weitere, beim Morbus Parkinson beschriebene Asymmetrien im Niveau der Stimmlippen, im Exkavationsgrad, der phonatorischen Taschenfalten-Aktivität oder auch der Aryknorpel-Position (Hanson 1991; Hanson et al. 1984).

Therapie

Die periphere, laryngeale Pathophysiologie einer ausgeprägten Stimm-Funktionsschwäche muss natürlich ihre **konservativ-therapeutische** Konsequenz in einer **Kräftigung** der Stimmlippen-Muskulatur auf Basis unserer Funktionalen Stimmtherapie (➤ Kap. 9) finden in Analogie zum Vorgehen bei Kehlkopf-Lähmungen, beispielsweise der Recurrens-Lähmung (➤ Kap. 12.4.1). Angesichts der gegebenen Grunderkrankung einer zentralen Antriebsschwäche ist für diese Zielsetzung auch hier der synchrone Einsatz der selektiven Elektrisierung unverzichtbar im Sinne einer **absoluten Indikation** (➤ Kap. 10). Ohne Integration des phonationssynchronen, selektiven Reizstroms und gezielte **glottische Stimulation** würde aufgrund der Regelkreissteuerung mit jeglicher Stimmaktivierung das supraglottische **Kompensationssystem** aktivieren.

Nach unseren Erfahrungen ist mit diesem Konzept eine für die Patienten individuell vielfach deutliche Stimmverbesserung zu erzielen (➤ Abb. 13.4), allerdings – und angesichts der Pathogenese auch nicht anders zu erwarten – keine Normalisierung. Vielmehr pegelt sich die Stimmintensität auf ein gewisses Plateau ein, das dann stimmtechnisch individuell zu stabilisieren ist. Die Patienten waren bislang mit diesem Behandlungsergebnis in aller Regel sehr zufrieden, zumal sich indirekt mit der erhöhten Stimmintensität auch die dysarthrische Sprechanstrengung reduzieren lassen dürfte.

> Im Gegensatz zu unserem funktionalen Therapiekonzept mit gezielter Kräftigung der peripher zugänglichen Stimmlippen-Muskulatur (➤ Kap. 9.2) und somit der glottischen Messfühlerebene des stimmregulatorischen Systems kann uns das Vorgehen nach dem Konzept des **Lee Silverman Voice Treatment** (Benecke et al. 2006; Penner et al. 2008; Ramig et al. 1995) mit Aufforderung und Motivierung der Patienten zum individuell lauteren Sprechen wenig überzeugen.
>
> Zum einen setzt dieses Konzept auf eine positive Beeinflussbarkeit der pathomechanischen zentralen „Antriebsschwäche", die logopädisch kaum zu realisieren sein dürfte, sondern eine neuro-medikamentöse oder ergänzende tiefenstimulatorische Intervention erfordert. Zum anderen dürfte aufgrund der **glottischen Pathologie** bei der postulierten Doppelphonationsfunktion mit dieser **ungezielten**, spontanen Stimmgebung und zugleich undifferenzierter Artikulation und Sprechaktivierung eher der supraglottische Kompensationsmechanismus aktiviert, die paralaryngealen „Missempfindungen" (➤ Kap. 5) verstärkt, nicht aber die glottische Muskulatur gekräftigt werden. Entsprechende Vergleichsstudien mit objektiven Stimmanalysen (➤ Kap. 8) und prä-/posttherapeutischen phonoskopischen Videosequenzen liegen allerdings noch nicht vor. Ebenso fehlen Angaben zur Resultatsstabilität und Anzahl von Wiederholungsbehandlungen.

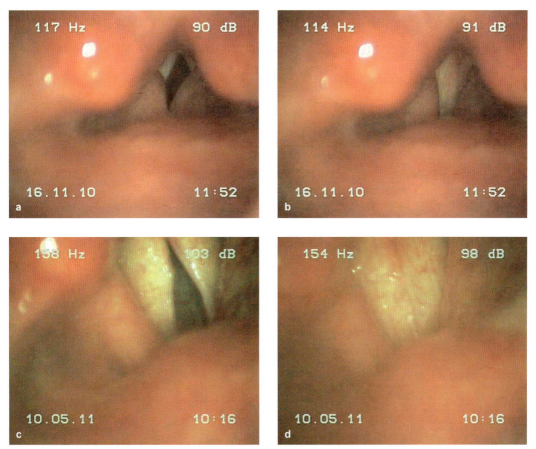

Abb. 13.4 a–d Lupenstroboskopischer **Behandlungsverlauf** einer zentralen Dysphonie bei Therapiebeginn (a und b) und bei Therapiekontrolle (c und d); maximale Öffnung (a und c) und maximaler Schluss (b und d). Deutlicher Abbau der supraglottischen Kompensation und verbesserte Amplitude durch gezielte **glottische** Kräftigung inkl. selektiver Reizstrom-Applikation.

Prognose

Die Prognose der Stimm- und Sprechstörung ist naturgemäß abhängig vom Verlauf der Grunderkrankung, offenbar aber kaum von deren spezifisch medikamentöser oder neurochirurgischer Behandlung zu beeinflussen. So ist mit der Tiefenstimulation bei Morbus Parkinson vielfach eine ausgesprochen erfreuliche Reduktion der körperlich-motorischen, nicht aber der dysarthrophonischen Symptomatik zu erreichen. Je nach individuellem Verlauf und den phoniatrischen Kontrollbefunden wären deshalb Wiederholungen der konservativen Stimmtherapie denkbar.

KAPITEL 14
Funktionelle Dysphonien

Dysphonien sind generell zu definieren als Erkrankungen der Stimme, die sich bemerkbar machen durch eine **Störung des Stimmklangs** und eine Einschränkung der stimmlichen **Leistungsfähigkeit**. Lassen sich hierfür keine pathologischen, „primär-organischen" Veränderungen an den Strukturen der Stimmgebung und der Stimmregulation erkennen und keine Indikatoren für eine phonatorische Psychosomatik (➤ Kap. 18) finden, handelt es sich definitorisch um funktionelle Stimmstörungen.

Der spezielle Ausschluss **„primär-organischer"** Veränderungen zielt auf die **Abgrenzung von „sekundär-organischen",** die erst als **Folge** einer funktionellen Störung auftreten. Dies betrifft einzig die Stimmlippen-Knötchen mit unmittelbaren Auswirkungen auf deren Behandlungsstrategien (➤ Kap. 16). Auch die Zuordnung laryngealer Kontaktgranulome bedarf einer gesonderten Erörterung (➤ Kap. 18.1). Im weiteren Sinne ist die Kennzeichnung als „primär-organisch" gleichzusetzen mit der Notwendigkeit einer **primär ärztlichen,** meist phonochirurgischen Therapie, einer logopädischen dagegen allenfalls nachrangig und indikationsabhängig.

Weitet man diese insoweit unstreitige Definition jedoch aus mit den Dimensionen „zu viel" oder „zu wenig" an muskulärer Spannung (Wendler et al. 2005), ist auf Basis unserer Doppelphonationsfunktion eine Neubetrachtung dieser traditionellen Unterteilung unumgänglich. Auch die Zuordnung von **„subjektiven Missempfindungen"** als spezifischer Symptomatik der funktionellen Dysphonien (Wendler et al. 2005) ist nicht haltbar, sie sind vielmehr generell und **unabhängig** von der jeweiligen Genese Ausdruck der phonatorischen **Kompensation** (➤ Kap. 5).

14.1 Hypofunktionelle Dysphonie

Definitorisch handelt es sich um eine Schwächung der Stimmlippen-Muskulatur, also einen **Spannungsverlust**, eine Hypo**tonie**. Da aber dieser, an sich zutreffende Begriff bereits mit bestimmten Erkrankungen in der Inneren Medizin und der Neurologie belegt ist, hat sich in der Phoniatrie die Terminologie hypo**funktionelle** Dysphonie (➤ Abb. 14.1) als spezifische Diagnose etabliert. Als solche bedarf sie aber der sehr bewussten Unterscheidung zur **„Hypofunktion" als Oberbegrifflichkeit** für die Erkrankung der phonationsregularatorischen glottischen Messfühlerebene (➤ Kap. 5).

Differenzialdiagnose und Diagnose

Differenzialdiagnostisch ebenso beachtenswert ist die Anamnese. Bestehen die subjektiven Beschwerden „schon immer", wäre an eine **„dysplastische Dysphonie"**, also eine Unterentwicklung der Kehlkopf-Anlage (➤ Kap. 21) zu denken, die sich therapeutisch nicht mehr korrigieren, bestenfalls in der funktionellen Konsequenz bessern lässt.

Ist die Stimmstörung erst „vor Kurzem", vor wenigen Wochen, aufgetreten und findet sich dann in der Stroboskopie eine auffällig ausgeprägte hypofunktionelle Symptomatik, könnte es sich als **zentrale Dysphonie** (➤ Kap. 13) um das Frühsymptom einer **neurodegenerativen** Erkrankung handeln. Hier wäre als Nächstes nach eventuellen Schluckstörungen zu fragen und vor jeglicher konservativen Stimmtherapie eine **neurophysiologische Diagnostik** zu veranlassen. Bei einer funktionellen Genese können sich die Patienten im Allgemeinen nicht konkret an den

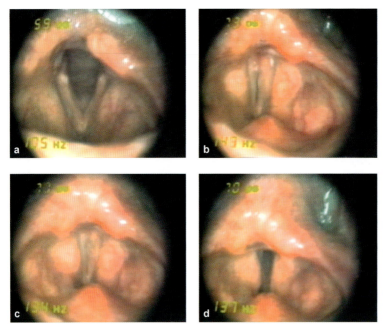

Abb. 14.1 a–d Lupenphonoskopische Fotos einer **hypofunktionellen Dysphonie** mit geringer phonatorischer **Kompensation** der Taschenfalten (Grad 1)
a) Laryngoskopie: Respiration
b) Laryngoskopie: Phonation („Internus-Spalt", Taschenfalten-Kompensation rechts)
c) Stroboskopie: maximaler Schluss (grenzwertig, undicht)
d) Stroboskopie: maximale Öffnung (erweiterte Amplitude; Taschenfalten-Kompensation)

Beginn der Erkrankung erinnern und berichten eher diffus von „schon länger" im Sinne von Monaten.

Diese diffuse Angabe ist pathophysiologisch auch nicht verwunderlich, entsteht der Wunsch nach fachärztlicher Abklärung in aller Regel wohl erst dann, wenn das Sprechen „lästig" wird, also der Kompensationsmechanismus aktiviert wird und zu den subjektiven Parästhesien (➤ Kap. 5) führt.

In Abgrenzung zur inkompletten, in Besonderheit der larvierten Mutation (➤ Kap. 15) zeigen die Stimmlippen **laryngoskopisch** ihre normal reflektierende „porzellanweiße" Färbung bei eher **inkomplettem** Schluss mit einem „Internus-Spalt" (Kruse 1989; ➤ Abb. 13.3). Die kennzeichnende **glottische** Muskelschwäche äußert sich **stroboskopisch** in einer erweiterten Schwingungsamplitude, verstärkten Randkantenverschiebung und einem mehr oder minder asymmetrischen Schwingungsverhalten mit Phasendifferenzen bzw. Frequenzwechseln (Schönhärl 1960). Im Unterschied zur Laryngoskopie ist der vibratorische Schluss meist noch komplett, die Dauer der Schlussphase aber **verkürzt** („undicht") bis hin zu auch hier fehlendem Schluss bei stärkerem Erkrankungsgrad. Die resultierende **supraglottische Kompensation** ist dagegen kein spezifisches Merkmal dieser Störung.

Therapie und Prognose

Die konservative Therapie hat sich auf die gezielte glottische **Kräftigung** (➤ Kap. 9.2) zu konzentrieren und führt im Regelfall zur funktionellen Normalisierung, somit einer günstigen Prognose. Eine phonochirurgische Augmentation ist deshalb nach unseren Erfahrungen nicht indiziert, schon gar nicht als „Anti-Aging"-Maßnahme (➤ Kap. 23), eine Wiederholungsbehandlung nicht erforderlich.

Sollte dieses Regelergebnis nicht erreicht werden, wäre die Diagnose zu überprüfen, nicht selten in Richtung einer zentralen (➤ Kap. 13) bzw. psychosomatischen (➤ Kap. 18) Genese oder aber einer Neuro- (➤ Kap. 12.4.3) bzw. Myopathie (➤ Kap. 17) des M. cricothyreoideus.

14.2 „Hyperfunktionelle Dysphonie"?

Definitionsgemäß müsste es sich hierbei um eine relative Über- bzw. Verspannung der Stimmlippen-Muskulatur handeln, die sich bei Ausschluss organischer Larynx-Veränderungen **stroboskopisch** mit einer Verkürzung der Amplitude und reduzierter bis aufgehobener Randkantenverschiebung kennzeichnen lassen müsste, im Extrem mit völliger Aufhebung der glottalen Schwingungsfähigkeit als „**phonatorischer Stillstand**" (Schönhärl 1960).

Dagegen stellt die **Taschenfaltenstimme** (➤ Kap. 19) kein Extrem einer „hyperfunktionellen Dysphonie" (Nawka et al. 2008) dar, sondern eine **supplementäre** Stimmgebungsform bei hochgradigem oder komplettem Funktionsverlust der Glottis.

Träfe dieses nosologische Konstrukt zu, wäre im Sinne unseres „ABC" (➤ Kap. 7) mit der dann konsequenten lokalen und gesamtkörperlichen **Entspannungstherapie** letztlich eine **Normalisierung** des subjektiven und laryngealen Funktionsbefundes zu fordern. Eben dieses Ergebnis haben wir zuerst im Rahmen einer Diplomarbeit über diese Thematik nicht verifizieren können, vielmehr war bereits nach wenigen Entspannungsbehandlungen subjektiv wie objektiv die Stimme schlechter, instabiler und leiser; ein für Patienten wie Therapeuten verunsichernder Behandlungsverlauf (Kruse 1982, 1989c). Hierzu korrelierte in der Kontroll-Stroboskopie das nun **hypofunktionelle** Schwingungsverhalten mit der Konsequenz einer entsprechenden Änderung der dann auch effektiven Stimmtherapie.

Selbst bei **Stimmlippen-Knötchen** (➤ Kap. 16), die ja definitorisch „hyperfunktionell" bedingt sind, hat sich in der Stroboskopie kein hyperfunktionelles Schwingungsverhalten befunden lassen. Betrachtet man im berühmten, bisher inhaltlich noch unübertroffenen Hochgeschwindigkeits-Film der Bell Telephone Laboratories die **normalen** Schwingungsveränderungen beim Aufwärts-Glissando, sind diese durch eine symmetrisch zunehmende Versteifung der **lateralen** Stimmlippenpartien und Verlagerung der Schwingungen hin zum Stimmlippenrand gekennzeichnet. Dieses Schwingungsmuster müsste bei einer „hyperfunktionellen Dysphonie" bereits im höheren Sprechstimmbereich zu erwarten sein, was bei Knötchen aus unserer Sicht nicht der Fall ist.

Hier ist der **Muskeltonus** als ein von SCHÖNHÄRL noch nicht beschriebenem, aber mit ihm bereits diskutiertem Stroboskopie-Parameter in der Weise zu bewerten, ob die Stimmlippen im höheren Sprechstimmbereich lateral versteift sind oder nicht.

Auch eine Vielzahl weiterer Analysen anhand unserer videophonoskopischen Datenbank bestätigen, dass die **stroboskopische Konstellation** von verminderter oder aufgehobener Amplitude und Randkantenverschiebung nicht per se gleichgesetzt werden darf mit der Diagnose einer „hyperfunktionellen Dysphonie", allenfalls mit einer **hyperfunktionellen Symptomatik**. Letztere ist als zumal **seitendifferentes** Phänomen nicht nur ein differenzialdiagnostisch sehr ernstzunehmender Hinweis auf Infiltration, sondern auch bei manchen **organischen** Dysphonien zu finden, speziell im Abheilungsprozess nach phonochirurgischen Maßnahmen oder – bei Persistenz – als wohl mikrotraumatische Ursache „postoperativer Dysphonien" (➤ Kap. 20).

Mit dem heutigen Wissen um die Laryngeale Doppelphonationsfunktion (➤ Kap. 5) und deren Regelkreissteuerung (➤ Kap. 6) haben wir nun auch ein evolutionsbiologisch fundiertes und in einer umfangreichen klinischen Praxis validiertes Argument für unsere bereits seit vielen Jahren vertretene Ansicht, dass eine **„hyperfunktionelle Dysphonie" als Diagnose nicht existiert** mit allen Konsequenzen für deren immer noch gängigen Therapien und deren Effektivität.

Vielmehr dürfte es sich bei jeglicher „Hyperfunktion" generell um ein **kompensatorisches Phänomen** handeln mit dem subjektiven Korrelat der **paralaryngealen Parästhesien**, das mit der auditiven Perzeption und der subjektiven Sprechanstrengung nicht hinreichend differenziert und folglich nach dem Regelkreisprinzip auch nicht zielführend therapiert werden kann. In diese Richtung interpretieren wir auch Beobachtungen, dass Patienten während der Phonoskopie ihre Stimmintensität auf entsprechende Aufforderung nicht weiter erhöhen können und/oder stattdessen mit jeder neuen Phonation die Tonhöhe steigern.

KAPITEL 15 Inkomplette Mutation

Die physiologische Mutation (Fuchs et al. 2007; Habermann 1978) beinhaltet eine geschlechtsdifferente Größenzunahme des gesamten äußeren wie inneren Kehlkopfs (**organische Komponente**) mit anschließender Funktionsstabilisierung auf dem erwachsenen Niveau, insbesondere der muskulären Stimmlippen-Spannung mit dem Resultat einer erwachsenen, stabilen, belastungsfähigen Sprechstimme und Neuroregulation (**funktionelle Komponente**). In diesem Umbaustadium zeigen die Stimmlippen eine teils deutliche **transglottische Hyperämie**, die nicht mit einer Laryngitis zu verwechseln ist, sowie eine auffällig verstärkte funktionelle Verschleimung (➤ Abb. 15.1). Dies gilt gleichermaßen auch für **Frauen**, obwohl diese sich wohl wegen der geringeren Ausprägung dieser parallel zur Menarche eintretenden Veränderung anamnestisch allenfalls ausgesprochen selten erinnern können und sich eher über diese anamnestische Frage wundern. Dabei haben sie keine Kinderstimme mehr, sondern eine eindeutige Frauenstimme.

> Zur **normalen Frauenstimme** gehört u. a., dass die Glottis im dorsalen Drittel nicht komplett schließt, sondern – wie offenbar auch bei Kindern beiderlei Geschlechts (➤ Abb. 22.2) – ein **physiologisches „Transversus-Dreieck"** verbleibt (s. a. Schneider et al. 2003). Dessen evolutionsbiologische Sinnhaftigkeit ist noch unklar (➤ Kap. 2.2), hat aber keine Auswirkung auf den Stimmklang. Ein phonatorischer Schluss auch dieses dorsalen Drittels, wie er bei Männern zu fordern ist, wäre dagegen hier **pathologisch** und für uns einer der diagnostischen Hinweise auf eine eventuelle **psychosomatische** Dysphonie (➤ Kap. 18). Im Übrigen zeigt auch dieser Aspekt, dass der weibliche und der männliche Kehlkopf nicht dasselbe Konstrukt in lediglich unterschiedlicher Größe darstellen, sondern auch in ihrer knorpeligen und feingeweblichen Struktur für die Pathologie der Stimme und speziell für die Phonochirurgie zu beachtende Eigenständigkeiten aufweisen (Friedrich et al. 1997).

Unter den verschiedenen Mutationsstörungen sind diejenigen Varianten weitaus am häufigsten und für die diagnostische und therapeutische Praxis von hoher klinischer Relevanz, bei denen die funktionelle Komponente nicht oder nicht rechtzeitig zum Abschluss kommt, die „inkomplette Mutation".

15.1 Prolongierte Mutation

Diese Variante ist gekennzeichnet durch eine vor allem **akustisch** auffällige **Überschreitung** des normalen Umstellungszeitraums, der bei den Jungen bis zu 15, bei Mädchen etwa 3 Monate umfassen soll. Altersbezogen ist die Zuordnung der Mutation unschwer leistbar durch die Parallelität mit der beginnenden sexuellen Reifung und deren geschlechtsspezifischen körperlichen Merkmalen. Wird dieser Zeitraum um Monate überschritten, wäre deshalb die sexualhormonelle Disposition zu beachten und bei Auffälligkeiten eine fachbezogene Abklärung zu veranlassen. Akustisch ist diese nicht so häufige Störung bei **Jungen** ungleich auffälliger („Stimmbruch"). Das bedeutet aber keineswegs, dass sie nicht auch bei Mädchen vorkäme, vermutlich aber aus genannten Gründen weniger als solche erkannt wird.

> Die altersbezogene Zuordnung einer akustisch auffälligen Heiserkeit zum Zeitpunkt der Pubertät darf jedoch nicht dazu führen, auf eine Kehlkopfspiegelung zu verzichten (➤ Abb. 11.8). Wir haben aus diesem Beispiel die Konsequenz gezogen, jede **persistierende kindliche Heiserkeit** zumindest **laryngoskopisch** abzuklären, bei noch kooperationsunfähigen Kleinkindern gegebenenfalls in einer Kurznarkose (➤ Kap. 22).

15 Inkomplette Mutation

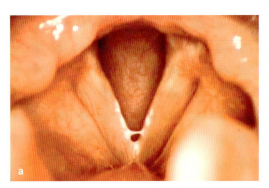
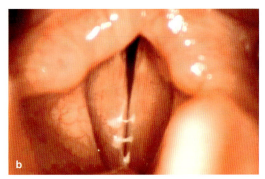

Abb. 15.1 a und b Lupenlaryngoskopische Fotos einer **normalen männlichen Mutation**.
a) Respiration
b) Phonation; typische **Hyperämie**, starke funktionelle Verschleimung der Stimmlippen und deutliches „**Mutationsdreieck**".

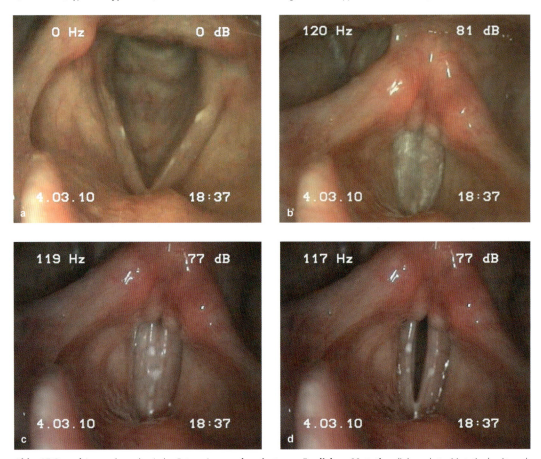

Abb. 15.2 a–d Lupenphonoskopische Fotos einer **prolongierten männlichen Mutation** (inkomplette Mutation) mit noch mäßiger Hyperämie und funktioneller Verschleimung, aber bereits fast komplettem Glottisschluss.
a) Laryngoskopie: Respiration
b) Laryngoskopie: Phonation
c) Stroboskopie: maximaler Schluss
d) Stroboskopie: maximale Öffnung, Phasendifferenz

Therapie

Für die Therapieplanung ist zunächst der aktuelle Stand der Mutation zu beurteilen (➤ Abb. 15.2). Die Kehlkopf-Größe lässt sich leicht palpieren. **Laryngoskopische Kriterien** wären bei Jungen ein noch oder nicht mehr sichtbares „Mutations-Dreieck", bei beiden Geschlechtern eine noch hyperämische oder bereits normale porzellanweiße Färbung und eine eventuell noch auffällige funktionelle Verschleimung.

Stroboskopisch wären ein noch instabiles, phasendifferentes oder ein bereits symmetrisch-gegenläufiges Schwingungsverhalten mit verkürzter bzw. normaler Schlussphase sowie eine noch verstärkt-irreguläre oder bereits normale Randkantenverschiebung differenzierende Bewertungskriterien.

Sollte **akustisch** die Sprechstimmlage noch überwiegend erhöht sein, wäre sie zunächst als Vorübung mit dem „**Bresgen-Handgriff**" (bilateralsymmetrischer, ventro-dorsaler Druck mit den Daumenkuppen auf den vorderen Kehlkopf zur Näherung der Stimmlippen-Ansätze) zu vertiefen.

Die eigentliche, ausschließlich konservative Stimmtherapie (➤ Kap. 9) zielt angesichts der pathophysiologisch typischen Instabilität der glottischen Messfühlerebene auf eine bestmögliche **Kräftigung** der Stimmlippen-Muskulatur mit wiederum synchronem, selektivem **Reizstrom** als relativer Indikation (➤ Kap. 10.3.2).

Prognose

Die Prognose scheint hier **günstig** zu sein mit funktioneller Normalisierung und somit noch **regulärem** Abschluss der Mutation. Unsere eigenen Erfahrungen sind allerdings zu gering für eine verlässliche Aussage.

15.2 Larvierte Mutation

Ungleich häufiger findet sich als Variante wiederum eines inkompletten Stimmwechsels die „larvierte Mutation", bei Frauen vielleicht sogar die häufigste „funktionelle" Dysphonie. Ihre Bezeichnung ist abgeleitet von „Larve", der Maske im venezianischen Karneval, weil diese Störung eben **nicht** zum Zeitpunkt der Mutation subjektiv auffällig wird, sondern erst bei erhöhter Sprech- und Stimmbelastung, meist also erst beim Eintritt in das Berufsleben mit entsprechend einem Altersgipfel zwischen 20 und 30 Jahren.

Frauen scheinen ungleich häufiger betroffen zu sein als Männer, sodass Lehrerinnen, Erzieherinnen oder Logopädiebewerberinnen typische Patientengruppen sind. Ein denkbarer Zusammenhang mit der den Frauen meist nicht bewussten Tatsache eines Stimmwechsels ließ sich bisher in unseren Studien nicht verifizieren. Betroffene Männer können sich relativ typisch nicht an ihre Mutation erinnern und zeigen laryngoskopisch neben der auffälligen funktionellen Verschleimung ein hier nun **pathologisches „Transversus-Dreieck"**, möglicherweise in der Tat ein „Mutationsdreieck" (➤ Abb. 15.3).

Diagnose

Auch wenn dieses Merkmal bei Frauen weitgehend entfällt (nur relativ vergrößert gegenüber der Norm), ist doch der weitere Befund für Männer wie Frauen gleich.

Statt der in der **Laryngoskopie** normalen „porzellanweißen", gut reflektierenden Schleimhaut findet sich hier eine gräulich-matte, wenig reflektierende Färbung mit zugleich deutlich verstärkter funktioneller Verschleimung (➤ Abb. 15.4). Diese Kombination scheint kennzeichnend zu sein für **endokrinologische Einflüsse**, die bei Frauen unabhängig von ihrer Menstruation persistieren.

Stroboskopisch mag initial eine **hyperfunktionelle** Symptomatik imponieren mit Amplitudenverkürzung und verminderter bis fehlender Randkantenverschiebung, die jedoch nicht als eine „hyperfunktionelle Dysphonie" fehlgedeutet werden darf (➤ Kap. 14.2). Vielmehr finden sich als differenzialdiagnostischer Hinweis hier **phasendifferente** Schwingungsmuster mit Frequenzwechseln. Fordert man beispielsweise solche Patientinnen zur lauteren Stimmgebung auf, erhöhen sie stattdessen ihre Tonlage als Hinweis darauf, dass sie an ihrer objektiv

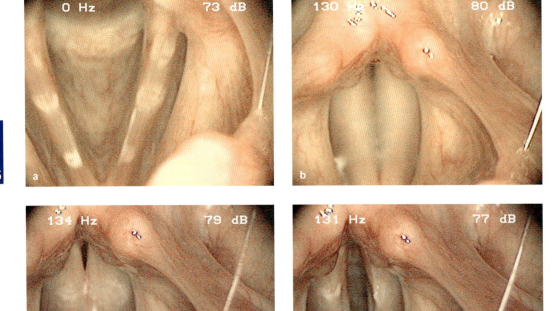

Abb. 15.3 a–d Lupenphonoskopische Fotos einer **männlichen larvierten Mutation** (inkomplette Mutation) mit laryngoskopisch gräulich-matter, wenig reflektierender Schleimhautfärbung und verstärkter funktioneller Verschleimung.
a) Laryngoskopie: Respiration
b) Laryngoskopie: Phonation
c) Stroboskopie: maximaler Schluss
d) Stroboskopie: maximale Öffnung, Phasendifferenz

deutlich reduzierten oberen Intensitätsgrenze agieren. Auf eine Entspannungstherapie reagieren sie mit einer irritierenden Stimmverschlechterung, die dann stroboskopisch eine glottische **Schwingungsirregularität** zeigt, wie sie typisch ist für eine mutationelle Instabilität und so den Zusammenhang mit dem Stimmwechsel aufdeckt.

Im auditiv-perzeptiven Stimmstatus ist die **Sprechstimmlage** bis an die obere Grenze des Normalbereichs erhöht, der **Stimmumfang** auch in der Höhe eingeschränkt und die **Stimmintensität** deutlich reduziert („Stimmchen") mit anamnestisch auch häufig einer noch nie richtig lauten Stimmgebung.

Der konkrete **Pathomechanismus** ist noch ungeklärt. Eigene phoniatrische und endokrinologische, recht aufwendige Untersuchungen bei Patientinnen haben bei insgesamt normalem weiblichem Sexualhormon-Status zwar unterschiedliche Relationen der einzelnen Fraktionen ergeben, aber keine einheitliche, zielführende Richtung solcher Verschiebungen. Ein alternativ denkbarer Zusammenhang mit einer sängerischen Belastung während der unbemerkten bis unbekannten weiblichen Mutation schied ebenfalls aus, weil manche dieser Patientinnen glaubhaft nie sängerisch aktiv waren. Offen bleibt, welche pathogenetische Bedeutung die in der Stimmlippen-Schleimhaut beschriebenen **sexualhormonellen Rezeptoren** haben könnten.

15.2 Larvierte Mutation

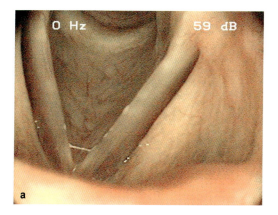
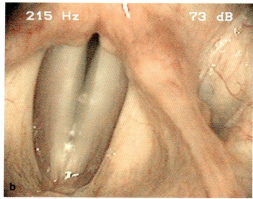
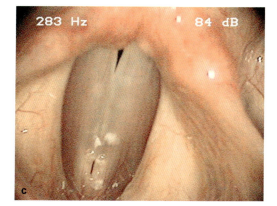
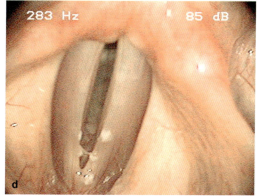

Abb. 15.4 a–d Lupenphonoskopische Fotos einer **weiblichen larvierten Mutation** (inkomplette Mutation) mit laryngoskopisch gräulich-matter, wenig reflektierender Schleimhautfärbung und verstärkter funktioneller Verschleimung vor allem im Bereich des stroboskopischen Schwingungsmaximums
a) Laryngoskopie: Respiration
b) Laryngoskopie: Phonation
c) Stroboskopie: maximaler Schluss
d) Stroboskopie: maximale Öffnung, Phasendifferenz

Therapie und Prognose

Die wiederum ausschließlich konservative **Stimmtherapie** hat den gleichen Inhalt und die gleiche Zielsetzung wie bei der prolongierten Form mit allerdings einer offenbar ungleich **ungünstigeren Prognose**. Im Ergebnis ist die Instabilität des glottischen Messfühlers zwar zu reduzieren, nach allen unseren umfangreichen Erfahrungen aber nicht bis zur stabilisierten Normalität. Es verbleiben „**labile**", für Sprech- und Stimmberufe kaum hinreichend leistungsfähige Stimmen. Eine in dieser Weise inkomplette Mutation ist letztlich auch mit unserem Intensivkonzept nicht mehr grundsätzlich korrigierbar. Bereits berufstätige Patienten mit dieser Störung und einer hohen Stimm- und Sprechbelastung bleiben auf regelmäßige phoniatrische Kontrollen und eventuelle Wiederholungsbehandlungen angewiesen.

KAPITEL 16
Stimmlippen-Knötchen

Stimmlippen-Knötchen gehören mit zu den häufigsten Stimmerkrankungen und sind in Besonderheit von Sängerinnen als bekanntes Risiko für eine kompetitive Karriere gefürchtet. Nach gängiger Lehrmeinung sollen sie ausnahmslos gutartig, symmetrisch, aber wechselhaft ausgeprägte „sekundär-organische" Neubildungen an typischer Stelle der Stimmlippen-Ränder sein in Folge einer „hyperfunktionellen Dysphonie" (Böhme 2003) mit stimmlicher Überforderung und „falscher" (➤ Kap. 7), angesichts der intrinsischen Regelkreissteuerung besser **inadäquater** Stimmtechnik. Entsprechend wird eine **Stimmschonung** oder gar **Stimmruhe** über mehrere Monate empfohlen (Nawka et al. 2008; Wendler et al. 2005) mit nachfolgend einer unspezifischen „Stimmübungsbehandlung". Je nach Befund könnte vorher zur Verkürzung der ansonsten demotivierend langen Behandlungszeit mit dennoch hoher Rezidivquote eine phonochirurgische Abtragung indiziert sein.

Für uns ergaben sich mehrfache **Widersprüche**, die es zu klären galt. Zum Einen erschien es geradezu als paradox, dass ausgerechnet professionelle **Sängerinnen** mit ihrer stimmtechnischen Spezialausbildung im Vergleich zur Gruppe der Nicht- oder Laiensängerinnen überzufällig häufig von dieser Diagnose betroffen sein sollten. Zum Anderen konnten wir **stroboskopisch** bei klinisch eindeutigen Knötchen keine „hyperfunktionelle Dysphonie" (➤ Kap. 14.2) finden, vielmehr als pathophysiologische Veränderung der glottischen Messfühlerebene regelhaft eine „hypofunktionelle" Symptomatik meist im Sinne einer hypofunktionellen Dysphonie (➤ Kap. 14.1) oder larvierten Mutation (➤ Kap. 15.2).

Mittlerweile halten wir diese Widersprüche insoweit für geklärt, als die Knötchen eben nicht „sekundär"-organische Neubildungen darstellen, sondern nun wiederum in Übereinstimmung mit unserem Modell der laryngealen Doppelphonationsfunktion (➤ Kap. 5) „**tertiär**"-**organische Neubildungen**. Demnach resultiert bei Erkrankung der glottischen Funktion eine oberbegriffliche „Hypofunktion", was sich mit unserer stroboskopischen Befundung deckt. Ab einem gewissen Erkrankungsgrad mit weiterer, bei dieser Klientel typischerweise **hoher Stimmanforderung** kommt es zur **supraglottischen**, prinzipiell „hyperfunktionellen" Kompensation mit den zugehörigen Parästhesien und sich zunehmend entwickelnder phonatorischer „**Sanduhr**"-**Glottis** (➤ Abb. 16.1).

Diese Sichtweise bestätigt sich in der Effektivität (➤ Abb. 16.2) unseres Therapiekonzepts (➤ Kap. 9.2) unter Einsatz auch der selektiven **Elektrisierung** (➤ Kap. 10). Eine Stimmschonung oder gar Stimmruhe wäre demnach geradezu kontraproduktiv. Ob zuvor eine **phonochirurgische Abtragung** indiziert ist, muss in jedem Einzelfall entschieden werden in Abhängigkeit von Größe, Konsistenz und bei Kindern auch vom Alter und Geschlecht.

Ein wesentlicher Aspekt der Pathogenese von Knötchen dürfte zudem in der **Nichtbeachtung der originären Stimmanlage** zu finden sein, in diesem Fall also einer ständigen Singbelastung in individuell **zu hoher** Stimmlage.

Geschlechtsunabhängig sprechen lange, schmale Stimmlippen für eine tiefe Stimmanlage, kurze und breite für eine hohe. Dazwischen liegen Mezzo und Bariton, wiederum unterteilbar in eher tiefere oder höhere Anlagen. Eine solche anlagemäßige Zuordnung auf Basis der individuellen **Stimmlippen-Konfiguration** gilt sicherlich nicht absolut, korrespondiert jedoch nicht nur mit der Kehlkopf-Größe, sondern meist auch mit der körperlichen Statur, sicherlich nicht mit dem körperlichen Umfang.

Diese **Zuordnung der individuellen Stimmanlage** vor allem zu Beginn einer professionellen Gesangsausbildung hat sich für uns bezüglich der stabilen Beseitigung wie auch der **Prävention** von Knötchen als effektiv erwiesen. Selbst wenn nämlich die Stimmlippenränder noch glatt sind und der Schluss stroboskopisch in der Sprechstimmlage

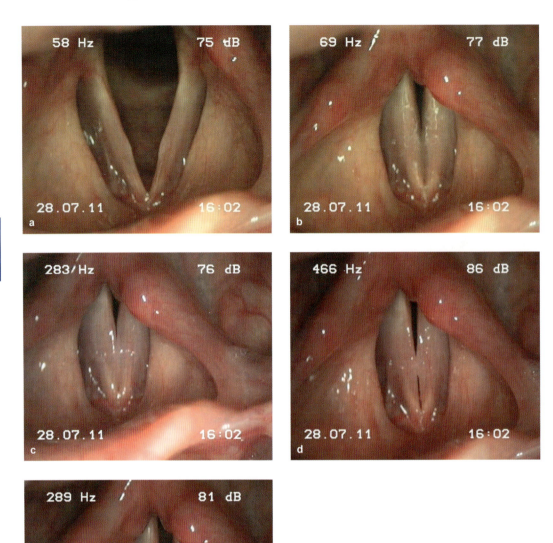

Abb. 16.1 a–e Lupenphonoskopische Fotos von **Stimmlippen-Knötchen** einer erwachsenen Patientin (prolongierte Mutation?).
a) Laryngoskopie: Respiration
b) Laryngoskopie: Phonation
c) Stroboskopie: maximaler Schluss
d) Stroboskopie in höherer Tonlage mit zunehmender „Sanduhr"-Glottis
e) Stroboskopie: maximale Öffnung

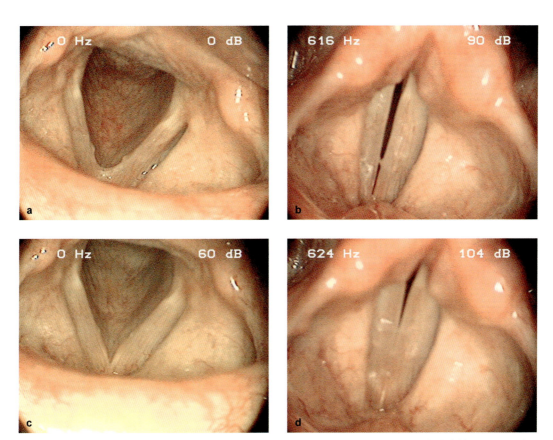

Abb. 16.2 a–d Lupenlaryngoskopische Respirationsfotos (a und c) und **lupenstroboskopische** Vergleichsbilder mit maximalem Schluss im Kopfregister (b und d) von **Stimmlippen-Knötchen** einer erwachsenen Patientin; b zu Beginn und d bei phoniatrischer Kontrolle nach 14 Tagen (20 Sitzungen) während der Funktionalen Stimmtherapie mit selektivem Reizstrom. Bereits deutlich reduzierte vibratorische „Sanduhr"-Glottis im Kopfregister und laryngoskopisch verminderte subglottische Hyperämie.

noch komplett sein kann, ist im Kopfregister bereits eine „Sanduhr-Glottis" zu sehen mit zugleich einer Kumulation funktionellen Schleims in diesem Bereich des Schwingungsmaximums (Titze 1994). Dieser Befund verweist auf ein **Knötchen-Risiko** (diagnostisch „Knötchen-Tendenz"), dem mit einer individuell angemessenen Stimmbildung umgehend begegnet werden sollte.

16.1 Bei Frauen

Stimmlippen-Knötchen bei Erwachsenen sind eine ausschließlich weibliche Erkrankung. Auch in der langjährigen Kooperation mit KLEINSASSER konnten seiner These entsprechend (Kleinsasser 1976) weder phonoskopisch noch histologisch Knötchen bei Männern verifiziert werden.

> Vielmehr wäre dieser Verdacht bei **Männern** differenzialdiagnostisch sehr gründlich zu überprüfen auf primär **einseitige** Veränderungen (z. B. Zysten oder Gallertpolyp) mit kontralateraler **Kontaktreaktion**. Der laryngoskopische Befund einer „Sanduhr-Glottis" darf deshalb nicht vorschnell im Sinne von Stimmlippen-Knötchen interpretiert werden. Der auffällige geschlechtsspezifische Unterschied dürfte sich dadurch erklären lassen, dass sich mit der Mutation bei Männern und dem größeren Wachstum des Kehlkopfes auch das Schwingungsmaximum in Richtung dorsal verlagert. Die Ansicht, dass demgegenüber das laryngeale **Kontaktgranulom** (➤ Kap. 18.1) das männliche Pendant zu den Knötchen der Frauen darstelle, ist angesichts des Auftretens dieser Erkrankung auch bei Frauen nicht aufrechtzuerhalten.

Aufgrund dieser Tatsache der Geschlechtsspezifität ist außerdem davon auszugehen, dass bei diesen Patientinnen die Knötchen nicht erst im Erwachsenenalter aufgetreten sein müssen, sondern bereits **vor** der Mutation bestanden haben könnten mit schon in ihrer Kindheit auffälliger, typisch belastungsabhängig **wechselnder** Heiserkeit. Insofern stellt sich dann die Frage einer effektiven Therapie und Prophylaxe bereits im Kindesalter.

16.2 Bei Kindern

Anders als bei Erwachsenen treten Stimmlippen-Knötchen im Kindesalter bei Jungen wie bei Mädchen auf, sind hier aber mehr im mittleren Drittel der Stimmlippen lokalisiert und eher breitbasig-ödematös konfiguriert (➤ Abb. 16.3). Während sie bei Jungen spätestens mit der Mutation spontan remittieren, gilt dies eben nicht für Mädchen, was zumindest bei ihnen ein Zuwarten ohne aktive Therapie im Grunde verbietet.

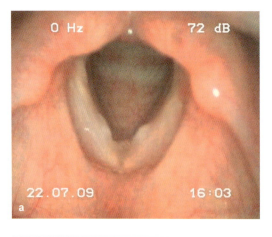
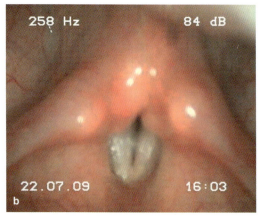
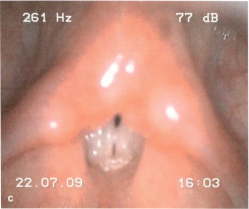
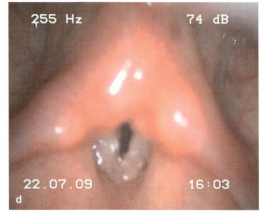

Abb. 16.3 a–d Lupenphonoskopische Fotos von **kindlichen Stimmlippen-Knötchen** eines Jungen.
a) Laryngoskopie: Respiration
b) Laryngoskopie: Phonation („Sanduhr"-Glottis)
c) Stroboskopie: maximaler Schluss („Sanduhr"-Glottis)
d) Stroboskopie: maximale Öffnung

Diagnose

Die zielführende Planung einer aktiven Therapie bedarf prinzipiell einer vorhergehenden **Kehlkopf-Funktionsdiagnostik** (➤ Kap. 8), ist somit an die Kooperationsfähigkeit der Patienten gebunden und deshalb bei Kindern im erforderlichen Umfang ungleich schwieriger durchführbar (➤ Kap. 22) als bei Erwachsenen. Eine noch weithin übliche, rein auditive Beurteilung bleibt hierfür unzureichend, in Besonderheit zur Indikationsklärung für eine initiale phonochirurgische Abtragung. Ist bei Kindern der Kehlkopf **indirekt** mit Einsicht auch in die vordere Kommissur nicht angemessen zu befunden, sollte zur Differenzialdiagnostik bzw. Verifizierung von Knötchen zumindest eine **direkte Laryngoskopie** in Kurznarkose erfolgen.

Therapie

Was die konservative Stimmtherapie bei Kindern betrifft, gelten angesichts der auch auf sie zutreffenden „tertiär-organischen" Genese die gleichen pathophysiologisch begründbaren Inhalte und Zielsetzungen wie bei Erwachsenen (➤ Kap. 9.2).

Auch hier geht es um die gezielte **Kräftigung** der Stimmlippen-Muskulatur, des glottischen Messfühlers des Systems. Diese **Stimmaktivierung** kommt solchen, meist temperamentvollen (Roy et al. 2007) Kindern ungleich mehr entgegen als die für sie, zumal in der spontanen Alltagssituation unseres Erachtens kaum mental steuerbaren und zu realisierenden Atem-, Tonus- und Wahrnehmungsübungen (Beushausen et al. 2003). Kinder sind zudem gute Nachahmer und reagieren unmittelbar auf die Vorgaben und das stimmtechnische Vorbild der Therapeuten.

Auch der selektive **Reizstrom** (➤ Kap. 10) ist mit gewisser kindgerechter Information und Vorbereitung spätestens ab Schulalter, nach unseren Erfahrungen in Einzelfällen auch schon im Vorschulalter anwendbar und beschleunigt wiederum den Therapieeffekt.

Verbindliche Bestandteile bleiben schließlich die umfassende parallele **Elternberatung** und eine Befreiung des Kindes vom schulischen und chorischen Singen, wohlgemerkt nicht vom Musikunterricht. Mädchen sind außerdem nach der Mutation phoniatrisch zu kontrollieren.

KAPITEL 17
Traumatische Myopathie des M. cricothyreoideus

Symptomatik

Bei der fachbezogenen Begutachtung von Stimmstörungen nach Verkehrsunfällen mit frontalem Auffahren oder Zusammenstoß fiel eine klinische Symptomatik auf, wie wir sie bei der Lähmung des R. externus n. laryngei superioris (➤ Kap. 12.4.3) beschrieben haben: eine für den Funktionsausfall des M. cricothyreoideus kennzeichnende **Symptom-Trias** mit:
- vertiefter Sprechstimmlage,
- instabiler und heiserer Stimme und
- Höhenverlust im Stimmumfang.

Diagnose

Klinisch ist diese Störung in gleicher Weise zu diagnostizieren wie die Lähmung, ist jedoch als Myopathie (➤ Abb. 17.1) zu unterscheiden durch die **intakte Taschenfalten-Funktion** und den elektromyografischen Ausschluss von pathologischen Spontanaktivitäten mit Ausnahme der Polyphasien (Fasshauer et al. 1984b; Kruse 1985). Trotz teils massiver Auffahrwucht z. B. bei Auto- und Zugzusammenstößen waren bei diesen Patienten denkbare **Kehlkopf-Frakturen** computertomografisch auszuschließen,

Pathomechanismus

> Zur Klärung der Frage, warum und durch welchen Pathomechanismus es lediglich zu einer **isolierten** Schädigung gerade dieses Muskels gekommen war, haben wir Hochgeschwindigkeitsfilme der rechtsmedizinischen Unfallforschung ausgewertet (Kruse 1983).
> Demnach ist der Kehlkopf von **angegurteten Fahrern** und Insassen im Moment des Aufpralls in der initialen **Vorwärtsschleuderphase** durch die Anteflexion des Kopfes geschützt. In der anschließenden Rückwärtsschleuderphase wird dagegen der Kopf dermaßen blitzartig und bereits bei 30 km/h mit unglaublich großer Wucht retroflektiert, dass allenfalls fest in den Sitz integrierte Kopfstützen diese pathomechanisch entscheidende Bewegung verhindern können (➤ Abb. 17.2).
> Bei **nicht angeschnallten Fahrern** erfolgt eine massive Retroflexion des Kopfes bereits in der **Vorwärtsschleuderphase** des Oberkörpers durch Aufschlagen des Unterkiefers auf Lenkrad oder Armaturenbrett. Retrospektiv gesichert würde ein solches Geschehen über eine zusätzliche Unterkiefer-Fraktur, die zugleich einen Versicherungsschutz ausschließen würde.

Bereits unter **physiologischen** Bedingungen beansprucht eine **Retroflexion** des Kopfes speziell den M. cricothyreoideus aufgrund seiner ventralen Lage zwischen dem Ring- und dem Schildknorpel (Zenker et al. 1960). Während letzterer der Kopfbewegung noch relativ flexibel folgen kann, ist ersterer durch den Conus elasticus und die Trachea stärker fixiert. Im Ergebnis wird bei solchen Unfällen das Spatium cricothyreoideum in nun absolut **unphysiologischer** Weise unvorbereitet, ruckartig und entsprechend massiv vergrößert mit vermutlich zumindest einer Zerrung, wenn nicht sogar Muskeleinrissen. Ein histologischer oder rechtsmedizinischer Nachweis war aus nachvollziehbaren Gründen nicht zu führen.

Ein solcher Pathomechanismus mit ruckartiger, passiver Retroflexion des Kopfes entspricht dem **Prinzip eines „Kinnhakens"**, wie er nicht nur bei Schlägereien, sondern auch bei anderen Unfallereignissen zu teils erheblichen Stimmstörungen mit der typischen Symptom-Trias führen kann. Hierzu gehören Hausunfälle mit sturzbedingtem Aufschlagen des Kinns auf Badewannenränder oder Heizkörper (➤ Abb. 17.1) sowie Sportunfälle, z. B. bei körpernahen Auf- und Abwärtsbewegungen beim Hand- und Basketball.

17 Traumatische Myopathie des M. cricothyreoideus

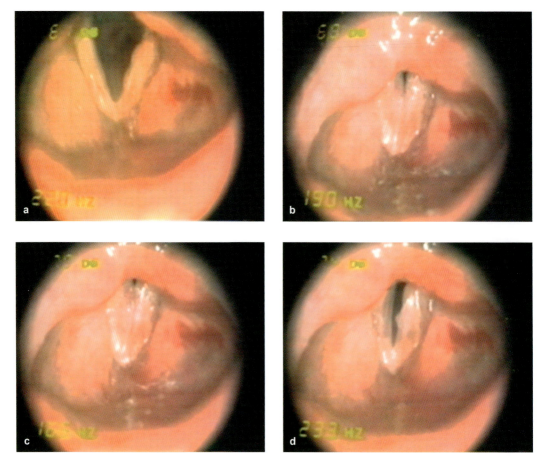

Abb. 17.1 a–d Lupenphonoskopische Fotos einer **traumatischen Myopathie** des rechten M. cricothyreoideus nach häuslichem Sturz und Aufprall des Kinns mit vibratorischem Ausfall der Grundspannung und irregulärem Schwingungsverhalten bei maximaler Öffnung (d) und grenzwertiger bis inkompletter Schließung (b). Linke Stimmlippe mit stroboskopisch phonatorischem Stillstand und Hämatom der Taschenfalte.
a) Laryngoskopie: Respiration
b) Laryngoskopie: Phonation
c) Stroboskopie: maximaler Schluss
d) Stroboskopie: maximale Öffnung.

Therapie und Prognose

Die konservative **Stimmtherapie** wäre identisch mit derjenigen bei einer Lähmung des R. externus (➤ Kap. 12.4.3). Die **Prognose** wäre allerdings theoretisch günstiger insofern, als offenbar je nach Art und Grad des Muskeltraumas sich zumindest Besserungen, in Einzelfällen sogar eine Normalisierung erreichen ließen. In jedem Fall bleibt hier jedoch der individuelle Behandlungsverlauf abzuwarten.

17 Traumatische Myopathie des M. cricothyreoideus

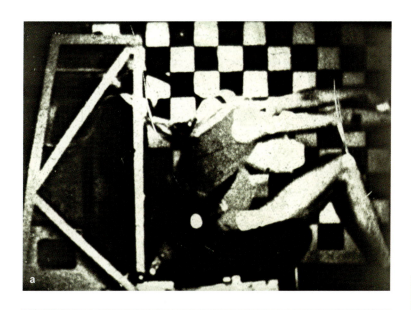

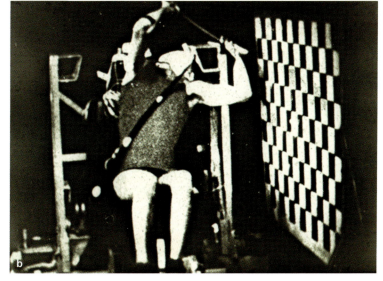

Abb. 17.2 a und b Standbilder aus einem Hochgeschwindigkeitsfilm der Unfallforschung bei **Aufprallversuch** (30 h/km) **in angeschnallter Fahrerposition** und mit einem Stab markiertem Lenkrad in der Vorwärtsschleuderphase beim Aufprall (a) und blitzartiger Rückwärtsschleuderphase (b) mit maximaler Retroflexion des Kopfes als vermutetem Pathomechanismus einer traumatischen Myopathie des M. cricothyreoideus (s. Text).

18 Psychosomatische Dysphonien

18.1 Individualpsychologisches Konzept und klinische Indikatoren

Eine zeitgemäße Kommunikationsmedizin wie die Phoniatrie und Pädaudiologie (Sprach-, Stimm- und kindliche Hörstörungen) ist ohne ein psychosomatisches Konzept und theoriegeleitetes Handlungsmodell in der Versorgung kommunikationsgestörter Patienten nicht vorstellbar. „Psychogene" Störungen der Sprache (Mutismus), des Sprechens (Stottern) und hier nun der Stimme (Dys- bzw. Aphonie) sind geläufige fachbezogene Diagnosen. Und doch ist eine einheitliche, kriterienbezogene Definition weder theoretisch noch praktisch in der reproduzierbar effektiven therapeutischen Konsequenz erkennbar. Zu diffus werden zum einen aus persönlicher Sicht Elemente der Freud'schen Psychoanalyse („Verdrängung") mit solchen der Kognitiven Verhaltenstherapie („Coping") vermischt und zum anderen auf therapeutischer Seite unkritisch eine Anwendungskompetenz behauptet, ohne dies ausbildungsbezogen belegen zu können.

Am Beispiel des Stotterns, nach Erachten des Autors der Prototyp einer psychosomatischen Kommunikationsstörung, haben sich langjährige Erfahrungen mit der **Individualpsychologie** von Alfred Adler und dessen Schüler Rudolf Dreikurs aufgebaut (Kruse 2005b) sowohl über und für die ärztliche Beratung in eigener Praxis, vor allem aber auch über die Verlaufsbeobachtung einer Unzahl fachlich alio loco kompetent durchgeführter und evaluierter Behandlungen (Schoenaker 2005; Schoenaker et al. 1991).

Die Individualpsychologie spezifiziert sich u. a. durch die **Finalität**, die unbewusste Zielgerichtetheit unseres sozialen, also auch des kommunikativen Handelns. Dies gilt generell, nicht nur für auffälliges Verhalten. Nach diesem Konzept kann aber offenbar **jede** Krankheit, die man sich ja, wie z. B. einen Laryngospasmus (Kruse 2005b), nicht aussuchen kann, in einer konkreten Lebenssituation **Sinn** bekommen, dann nicht mehr somatisch bleiben, sondern **psycho-somatisch** werden. Als solche ist sie in gleicher Weise **somatisch** definier- und klinisch diagnostizierbar, aber nicht mehr somatisch bis zur Normalität heilbar. Solange diese Erkrankung **individuell** Sinn macht und diese Sinnhaftigkeit vom Untersucher wie Patient nicht verstanden wird, müssen vielmehr alle somatischen Behandlungsansätze, gleich welcher Art auch immer, zwar nicht in-, aber kennzeichnender Weise **subeffektiv** bleiben.

Ein weiterer **Indikator** für eine eventuelle Psychosomatik ergibt sich daraus, dass die Erkrankung natürlich nicht immer, nicht in jeder Situation Sinn macht, die Symptomatik also **wechselhaft** ausgeprägt ist, vielfach und in auffälliger Weise in manchen Situationen sogar bis hin zur Normalität.

Auch eine **Diskrepanz** zwischen objektiv auffälligem Symptom (z. B. einer Dys- oder Aphonie) und einem peripheren Normalbefund des funktionsspezifischen Organs (hier des Kehlkopfes) muss an eine „zentrale" Verursachung der Stimmdysregulation denken lassen, bei Ausschluss einer zentral-organischen Erkrankung (➤ Kap. 13) nun an eine **Psycho**-Somatik. Die Stimme ist eben nicht nur Klangträger zum Transfer über die kommunikative Distanz, sondern zugleich kommunikativer Informator über die subjektive Befindlichkeit des Stimmträgers. Diese, für unsere soziale Kommunikation unverzichtbare funktionelle Normalität kann halt auch psycho-somatisch erkranken in dann allerdings bewusster Unterscheidung zur und Vermeidung der Kennzeichnung als „psychogen".

Schließlich könnte auch ein **typischer Organbefund** direkt auf eine psychosomatische Genese verweisen, wie unseres Erachtens in unserem Fach ein laryngeales Kontaktgranulom. Alle diese Störungen vermitteln einen hohen subjektiven **Leidensdruck** und gegenüber den Kommunikationspartnern den Eindruck einer Hilfs- oder Schonungsbedürftigkeit.

18.2 Laryngeales Kontaktgranulom und Vorstadium

Das ausnahmslos **gutartige** Granulom mit seiner „fischmaulartigen" Oberflächenstruktur und seiner ein- oder beidseitigen Lokalisation im hinteren, knorpeligen Drittel der Glottis (Jackson 1928, 1933; Jackson et al. 1935a; Kleinsasser 1974b, 1976; Leden et al. 1960; Virchow 1860, 1883, 1887) scheint eine Erkrankung des Erwachsenenalters zu sein und dürfte diagnostisch kaum Probleme bereiten (➤ Abb. 18.1). Abzugrenzen wäre es lediglich gegenüber einem **Intubationsgranulom** mit gleicher Lokalisation, aber rundlich-glatter Oberfläche (Kleinsasser 1976).

Ätiologie

Unterschiedlich wird dagegen bis heute die Ätiologie diskutiert (Brodnitz 1961; Jackson 1933; Jackson et al. 1935a; Kiese-Himmel et al. 1994a und b, 1995, 1997; Kleinsasser 1976; Koufman et al. 1988; Kruse et al. 1994; Leden et al. 1960). Zugleich fällt auf, dass trotz verschiedenster mikrochirurgischer, konservativer und medikamentöser Therapien und ihrer Kombinationen (Clyne et al. 2005; Jackson 1933; Kleinsasser 1976) eine weiterhin **hohe Rezidivquote** kennzeichnend geblieben ist. Dies mag ein deutlicher Hinweis sein auf die noch ungeklärte Genese, gestaltet sich doch eine Therapie generell umso effektiver, je genauer sie mit ihrer Methodik die Ätiologie trifft.

Die ursprüngliche Annahme, ein Kontaktgranulom mit seinem basalen Ulkus trete nur bei Männern auf und sei das Resultat eines mechanischen **„Hammer-Amboss-Effekts"** bei exzessivem Stimmmissbrauch (Jackson et al. 1935a) hat sich relativ lange halten können. Wir wissen aber inzwischen von eigenen Patientinnen, dass es auch bei **Frauen** vorkommt. Nun verbleibt bei ihnen ja physiologisch ein „Transversus-Dreieck", weshalb diese mechanische Genese nicht plausibel wäre. Außerdem war nicht zu erklären, warum und über welchen Pathomechanismus die gleichzeitig pathoätiologisch postulierte ausgeprägte „Hyperfunktion" bei diesen Patientinnen nicht zu Stimmlippen-Knötchen (➤ Kap. 16.1) geführt haben soll.

Erst mit dem Wissen, dass bei Frauen die Glottis im dorsalen, knorpelig unterlegten Drittel physiologisch nie geschlossen ist, wurde für uns ein hier **kompletter Schluss** diagnostisch auffällig und war als **pathologisch** zu bewerten (➤ Abb. 18.2). Dieser, auch bei Männern bekannte Befund in Kombination mit einer ligamentär schmalen Schlussinsuffizienz („Internus-Spalt"; ➤ Abb. 18.3) resultiert aus einer typischen Veränderung des glottischen Schwingungsmusters, der vibratorischen „Längseinschränkung" (Schönhärl 1960) bzw. „Längsdissoziation" (➤ Abb. 18.4) mit einer Art spastischer „Hyperfunktion" im hinteren Drittel und zugleich einer „Hypofunktion" im ligamentären Abschnitt als Substrat des laryngoskopischen „Internus-Spalts" (Kruse 1982, 1989b; ➤ Kap. 13, ➤ Kap. 14.1).

Wie bereits bei der Lähmung des R. externus n. laryngei superioris angedeutet (➤ Kap. 12.4.3), lässt sich diese auffällige Schwingungssymptomatik anatomisch nur mit der Annahme von GÖRTTLER (Goerttler 1950) vereinbaren, wonach die Stimmlippen sich aus ursprünglich einem ary-vokalen und einem thyreo-vokalen Anteil entwickelt haben.

Abb. 18.1 a–h Lupenphonoskopische Fotos eines linksseitigen **Kontaktgranuloms** (a–d) und Kontrolle (e–h) mit „spontaner" Abheilung nach alleiniger initialer Beratung des Patienten auf individualpsychologischer Basis.
a und e) Laryngoskopie: Respiration,
b und f) Laryngoskopie: Phonation
c und g) Stroboskopie: maximaler Schluss
d und h) Stroboskopie: maximale Öffnung

18.2 Laryngeales Kontaktgranulom und Vorstadium

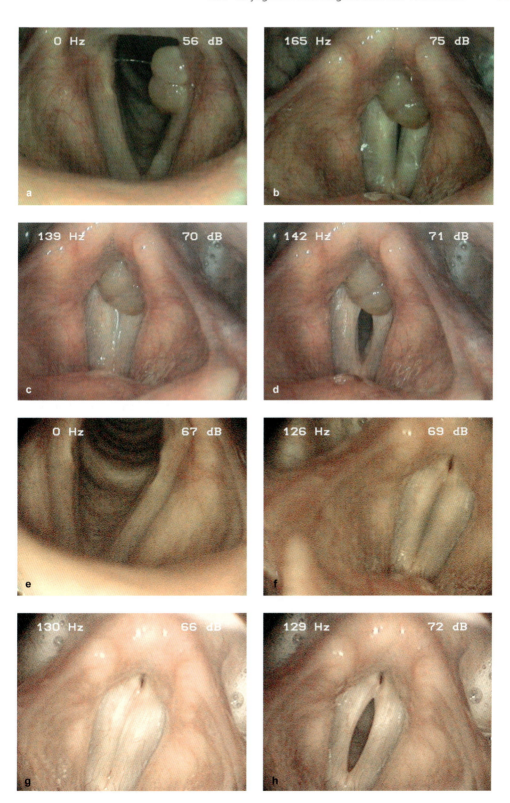

18 Psychosomatische Dysphonien

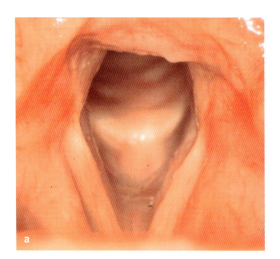

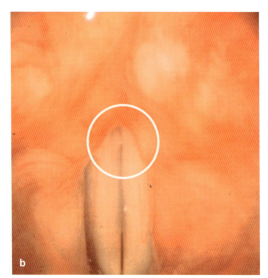

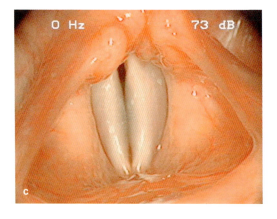

Nachdem bei diesem phonoskopischen Befund ohne Kontaktgranulom auch unsere konservative Stimmtherapie im Vergleich zur Normalisierung bei der hypofunktionellen Dysphonie (➤ Kap. 14.1) nur unbefriedigende, allenfalls subeffektive Verläufe zeigte, interpretieren wir ihn heute als Indikator für eine Psychosomatik, hier als **Vorstadium** eines Kontaktgranuloms bzw. allgemeiner als Kennzeichen einer **psychosomatischen Dysphonie**.

Diese männlichen wie weiblichen (➤ Abb. 18.5) Patienten könnten vermutlich ein Kontaktgranulom entwickeln, sofern es bei diesem dorsalen „Spasmus" zu einer Ulkusgenese kommen würde in Folge eines nun auch bei Frauen denkbaren „Hammer-Amboss-Effekts". Ob eine solche Prädisposition auf dieser Basis dann durch eine Reflux-Laryngitis getriggert werden könnte, sei dahingestellt. Damit wäre allerdings nach unserem Verständnis noch längst nicht der pathomechanisch primäre, offensichtlich psychsomatisch ausgelöste „Spasmus" im dorsalen Glottisdrittel erklärt. Insofern betrachten wir den Reflux nicht als Grunderkrankung, sondern eher wie das Sodbrennen (Kiese-Himmel et al. 1997) als paralleles Symptom der psychosomatischen Konstellation. Nicht von ungefähr handelt es sich bei unseren Patienten weniger um Sprechberufler, sondern typischerweise um „vegetativ stigmatisierte" Personen mit oftmals noch weiteren Symptomen aus diesem Formenkreis.

Therapie

Unsere Sichtweise hat naturgemäß unmittelbare Konsequenz für die Therapie. Angesichts der hohen Rezidivquote trotz unstreitig perfekter mikrochirurgischer Abtragung durch KLEINSASSER und in einem Fall sogar trotz anschließender Stimmruhe im vom Patienten gewünschten Tiefschlaf favorisieren wir heute in unserer Sprechstunde auf Basis einer Klientel von insgesamt über 100 doku-

Abb. 18.2 a und b Lupenlaryngoskopische Fotos eines **weiblichen Kehlkopfs** mit phonatorisch dorsal **komplett geschlossener Glottis**, fehlendem physiologischem „Transversus-Dreieck" (Kreis) und einem ligamentären „Internus-Spalt" (b) als in dieser Kombination Indikator für eine eventuelle laryngeale Psychosomatik (s. Text). Zum Vergleich physiologisches „Transversus-Dreieck" (c).

18.2 Laryngeales Kontaktgranulom und Vorstadium

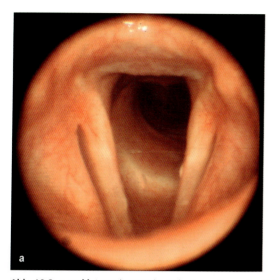 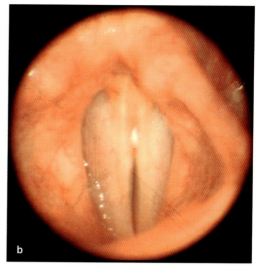

Abb. 18.3 **a und b** Lupenlaryngoskopische Fotos eines **männlichen Kehlkopfs** mit wiederum bei Phonation (b) dorsal auffällig fest, **„spastisch"** verschlossener Glottis und einem „Internus-Spalt" im ligamentären Abschnitt ohne Hinweis auf ein Kontaktgranulom bei Respiration (a).

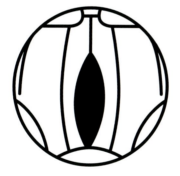 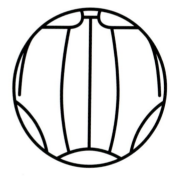

Abb. 18.4 Stroboskopisches Schema einer **„Längseinschränkung"** der Stimmlippen-Schwingung mit einer in der Längsrichtung reduzierten Öffnung nur im ligamentären Anteil und persistierendem Schluss im dorsalen Drittel (Längsdissoziation) als Korrelat offenbar einer phonatorischen Psychosomatik.

mentierten Patienten (Müller-Marschhausen et al. 1991; Kiese-Himmel et al. 1997) die ärztliche **Beratung**. Anhand der individuellen Videosequenz informieren wir über die absolute **Gutartigkeit** des Befundes, erläutern dessen **psychosomatische Genese** auf Basis der Individualpsychologie und empfehlen „lediglich" regelmäßige phonoskopische Kontrollen. Außerdem erhalten die Patienten Hinweise auf weiterführende, kompetent geleitete Wochenseminare über die Individualpsychologie und vertiefende Literatur. Eine konservative Stimmtherapie oder Medikation ist unseres Erachtens nicht indiziert.

Einzig bei dennoch verbleibender **Karzinophobie** oder familiärer Disposition für Larynxkarzinome sehen wir noch eine Indikation für eine allerdings nur einmalige Mikrochirurgie zur Bestätigung der histologischen Gutartigkeit. Ansonsten halten wir eine Operation für entbehrlich.

Prognose

Angesichts der absoluten Gutartigkeit des Befundes ist die Prognose insofern **günstig**, als das Kontaktgranulom mit diesem Vorgehen komplett und stabil abheilen kann (➤ Abb. 18.1). Ob es allerdings hierzu kommt, kann – in direkter Analogie zu unserer Sicht des Stotterns – einzig und allein der Patient selbst beeinflussen. Wir „Fachleute"

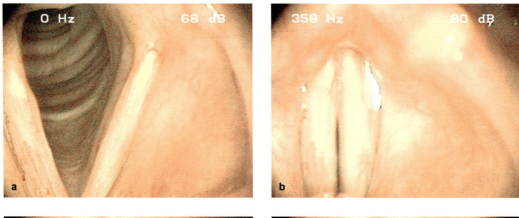
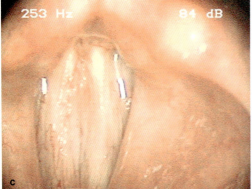
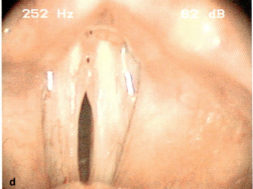

Abb. 18.5 a–d Lupenphonoskopische Fotos eines **weiblichen Kehlkopfs** mit wiederum bei Phonation (b und c) dorsal auffällig fest, **„spastisch" verschlossener Glottis** und einem „Internus"-Spalt im ligamentären Abschnitt (b) ohne Hinweis auf ein Kontaktgranulom bei Respiration (a).
a) Laryngoskopie: Respiration
b) Laryngoskopie: Phonation
c) Stroboskopie: maximaler Schluss
d) Stroboskopie: maximale Öffnung (Längseinschränkung)

können ihm hierbei allerdings sehr wohl, vielfach sogar entscheidend helfen, die individuelle Sinnhaftigkeit seiner Erkrankung kennen und verstehen zu lernen.

Die **aktive Umsetzung** dieser Erkenntnisse in seine aktuelle familiäre, soziale und berufliche Lebenssituation ist dagegen nur durch ihn selbst zu leisten, ist und bleibt er doch der einzige „Experte" für sich selbst und wirkliche Kenner seines konkreten psychosozialen Alltags. Insofern hängt von dieser **Umsetzungsfähigkeit** und -willigkeit letztlich der weitere Verlauf ab bis hin zu einer prinzipiell in offenbar jedem Lebensalter möglichen **Heilung**.

Diese Sichtweise darf aber auch nicht im Ansatz im Sinne einer „Schuldfähigkeit" missverstanden werden nach dem reichlich verdächtigen Motto mancher Therapeuten, „wenn es nicht klappt, liegt es am Patienten". Vielmehr bleibt nach dem individualpsychologischen Konzept der Patient im positiven, ihn ernstnehmenden Sinn unverändert **eigenverantwortlich** für die Konsequenzen seines sozialen Handelns (Kruse 2005b). Er selbst, nicht „ein Anderer" entscheidet über seine eigenaktive Anwendung aller Einsichten und Hilfen in seinem jeweiligen Alltag und damit über den Verlauf dieser psychosomatischen Dysphonie.

18.3 Spastische (spasmoide) Dysphonie

Seit diese in neurologischer Terminologie „fokale Dystonie" rein **symptomatisch** mit **Botulinum-Toxin** behandelt werden kann, wird erst so richtig deutlich, wie **häufig** diese Stimmstörung vorkommt. Die Unterschiedlichkeit der diagnostischen Terminologie ist allerdings noch irritierend.

Überwiegend wird eine **zentral-organische Genese** angenommen und als „spasmodische" (Schaefer 1983) oder „spasmoide" Dysphonie gekennzeichnet. Nicht von ungefähr soll in der ursprünglichen amerikanischen wie deutschen Klassifikation der zentralen Stimmstörungen (Aronson 1980; Cramon et al. 1984) die „spastische Dysphonie" die häufigste Unterform darstellen. Diese Sichtweise ist jedoch mit der unserigen nicht vereinbar, weil **pathophysiologisches** Substrat der zentralen Dysphonien ja nicht der Spasmus ist, sondern im Gegenteil eine ausgeprägte **Muskelschwäche** mit peripher-stroboskopisch verifizierbarer **hypofunktioneller** Symptomatik (➤ Kap. 13).

Analog zum Kontaktgranulom muss allerdings auch hier eine verdächtig hohe Rezidivquote nachdenklich werden lassen, hält doch der Injektionseffekt mit Destruktion der Nerv-Muskel-Endplatte nur einige Monate an, bis nämlich zum Aufbau einer neuen Nerv-Muskel-Einheit.

Wie beim Stottern auf der Sprechebene kommt es hier bei der Stimmgebung zu **Spasmen**, weshalb man diese Störung im Deutschen als „**Stimmstottern**" bezeichnet. Und in der Tat entspricht diese Gleichsetzung unseren videografischen Analysen, wonach nämlich die spastische Komponente auch auf unwillkürliche „Spontanaktivitäten" der **supraglottischen Kompensation** zurückzuführen sein kann (➤ Abb. 18.6).

Unseres Erachtens dürfte es sich nach grundsätzlich vorherigem Ausschluss einer organischen Neuropathologie (Kruse 2005b) wiederum um eine **psychosomatische** Kommunikationsstörung handeln mit der ursprünglichen Bezeichnung von BERENDES als „spastische Dysphonie" (Berendes 1938). Unsere bisherigen Einzelfall-Erfahrungen bei ausschließlich Erwachsenen bestätigen diese Sichtweise. Wir haben einige Patienten gemeinsam mit erwachsenen Stotterern in einer Gruppentherapie nach dem individualpsychologischen Konzept (Schoenaker 2005; Schoenaker et al. 1991) behandeln lassen mit dem Ergebnis einer kompletten, stabilen **Heilung** und problemlosen Wahrnehmung einer hohen beruflichen Sprechbelastung.

Und doch gilt für die an sich gute **Prognose** wiederum die gleiche Aussage wie beim Kontaktgranulom (und beim Stottern): sie ist abhängig von der Fähigkeit und Bereitschaft der Patienten, die in der Therapie gewonnenen Einsichten und sozialen Zielsetzungen in ihren individuellen Alltag zu übertragen. Viele Patienten ziehen hier allerdings die eindeutig weniger aufwendige und schneller, wenngleich nur oberflächlich und relativ kurzzeitig wirksame Injektion von Botulinum-Toxin einer substantiellen und pathoätiologisch orientierten Behandlung vor.

18.4 Psychosomatische Dys-/Aphonie

Kennzeichen dieser Stimmstörung ist eine **plötzliche** Stimmverschlechterung bis hin zum akuten Stimmverlust ohne somatische Vorerkrankung oder einen erklärenden Organbefund, somit einer typischen **Diskrepanz zwischen Befund und Resultat**. Phonoskopisch ist der Kehlkopfbefund entweder normal oder die **Adduktion** der Stimmlippen im letzten Moment auffällig verzögert mit dann fehlendem Schluss. Mit stark heiserer oder aphoner Stimme entfällt ihre kommunikative Transferfunktion, nicht aber die Information der Umgebung über die subjektive **Befindlichkeit**. Dieses soziale Signal, „ich möchte ja gern, aber [ihr hört es ja] ich kann nicht" (Schoenaker 2005), zielt als offenbar zentrales Charakteristikum einer Psychosomatik auf entsprechende Rücksichtnahme in bestimmten Lebens- und Auslösungssituationen, die einzig und allein die Patienten selbst kennen. Dessen müssen wir uns ebenso bewusst bleiben wie der Tatsache, dass wir in unserer üblichen ärztlichen Individual-„Sprech-Stunde" nur den Patienten erleben, kaum aber seine sozialen Bezüge und Verhaltensweisen, geschweige denn die Reaktionen der Sozialpartner.

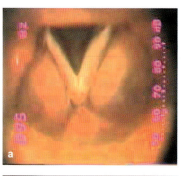
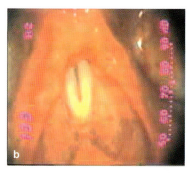
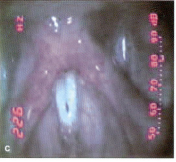
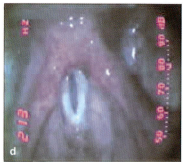
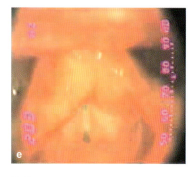

Abb. 18.6 a–e Lupenphonoskopische Fotos einer Patientin mit **spastischer Dysphonie**.
a) Laryngoskopie: Respiration
b) Laryngoskopie: Phonation (ohne Myokloni)
c) Stroboskopie: maximaler Schluss
d) Stroboskopie: maximale Öffnung
e) Laryngoskopie: Phonation (mit **supraglottischen Myokloni**)

> Diese Erkrankung betrifft weit überwiegend Erwachsene, tritt aber bei **jungen Frauen** an der Schwelle zum Erwachsenwerden überzufällig häufig auf. Alter und „unerklärliche", plötzlich aufgetretene Aphonie führen hier schnell zur Diagnose, was dennoch stets eine sorgfältige Differenzialdiagnostik zur Voraussetzung haben muss (➤ Kap. 22).

Im Gegensatz zur früheren Ansicht, man müsse therapeutisch die Dys- und speziell eine Aphonie in der ersten Diagnostik durch „Überrumpelung" wieder zur stabilen stimmhaften Phonation verändern, ist heute ein solcher Zeitdruck nicht mehr haltbar. Ungleich wichtiger ist die angemessene, zeitaufwendige **Beratung** auf Basis der **Individualpsychologie** über die subjektive Sinnhaftigkeit dieses Symptoms und eine im Grundsatz absolut **gute Prognose**. Während eines solchen Gesprächs ist des Öfteren nach initialer Abwehr gegenüber einer psychosomatischen Genese die **Wirksamkeit** der Beratung daran erlebbar, dass die Patienten sich meist schon nach kurzer Zeit spontan am Gespräch konstruktiv beteiligen mit dann auch plötzlich wechselnder Stimmhaftigkeit oder aber zumindest aktiver mit nun interessierter Mimik die Erläuterungen verfolgen.

Nicht selten ist sogar zu erleben, dass sich Patienten ausdrücklich für Art und Inhalt der Beratung bedanken, selbst bei danach noch persistierender Stimmstörung. Weiterführende Hinweise auf vertiefende Literatur oder fachkompetente Ansprechpartner sind auch hier selbstverständlich. Letztlich zielt die Beratung wiederum auf die recht verstandene Eigenverantwortlichkeit der Patienten für den Verlauf. Ob die Stimme bereits am Ende der Erstdiagnostik wieder normal geworden ist (eben keine „Wunderheilung"!), ist für uns ein durchaus erfreuliches und erlebbares, aber kein entscheidendes Kriterium mehr.

Rezidive intermittierender Aphonie-Phasen sind nach unserer Erfahrung eher selten, bedürfen dann aber der Zuweisung an eine fachkompetente individualpsychologische Weiterbetreuung.

KAPITEL 19
Taschenfalten-Stimme

Nicht erst, seit sie zum künstlerischen Markenzeichen von Louis Armstrong wurde, ist die Taschenfaltenstimme ein in Fachkreisen bekanntes und wiederholt beschriebenes Phänomen (Beck et al. 1959; Feinstein et al. 1987; Jackson et al. 1935b; Kleinsasser et al. 1975; Kotby et al. 1991; Kruse 1972, 1981, 1997, 2000, 2004, 2006; Kruse et al. 1975, 2002; Maryn et al. 2003; Réthi 1952; Saunders 1956; Reidenbach 1998; Schiel et al. 2003). Wie und wann jedoch die Taschenfalten die (Ersatz-)Stimmgebung übernehmen, blieb lange ungeklärt. Lediglich RÉTHI hat sich mit seinem Modell des „stylopharyngealen Muskelsystems" (Réthi 1952) zum Funktionsmechanismus geäußert, einem allerdings aus mehrfacher Begründung nicht haltbaren Konstrukt (Kruse 1981).

Bis heute wird sogar noch weithin die Existenz einer eigenständigen Taschenfalten-Muskulatur geleugnet. Dabei führen die Taschenfalten, laryngoskopisch sichtbar, eindeutig **aktive** Bewegungen aus, was im gesamten Körper ohne entsprechende Muskulatur undenkbar ist. Auch die in der Literatur verbreitete Bezeichnung als „falsche Stimmlippen" zeugt von der absoluten Unkenntnis über diese endolaryngeal-supraglottische Struktur und ihre biologisch geradezu existenzielle Funktion (➤ Kap. 4).

Dass die Taschenfalten mit dem **M. ventricularis** (Steinlechner et al. 1987; Kleinsasser et al. 1975; Kruse 1981; Kotby et al. 1991; Reidenbach 1998; Schiel et al. 2003) eine eigenständige Muskulatur (➤ Kap. 2.1) besitzen (➤ Abb. 2.3), darf heute als hinreichend gesichert gelten, ebenso die Tatsache ihrer Recurrens-unabhängigen Innervation. Diese erfolgt durch den oberen Kehlkopf-Nerven, und zwar **sensibel** durch die mediale Astgruppe des **R. internus** (➤ Kap. 3.1.1) und **willkürmotorisch** durch den **R. externus**, der nach Abgabe seiner Äste zum M. cricothyreoideus weiter nach endolaryngeal verläuft und dort in Höhe der Taschenfalte endet (➤ Kap. 3.2.1). Der enzymhistochemische Nachweis seiner **willkür-motorischen** Modalität steht allerdings noch aus bei aber eindeutiger klinischer Evidenz (➤ Kap. 12.4.3, ➤ Kap. 12.4.4).

Auf diesem Wissensstand ist somit der Taschenfalte beim Menschen – und dank ihres offenbar nur beim Menschen existenten M. ventricularis (Köster et al. 2001) – sowohl für die primäre Sphinkter- und Ventilfunktion als auch für die sekundäre, allerdings ausschließlich pathologische Phonation eine ihr eigene, **originäre Funktionalität** zuzuordnen.

Der Unterschied zwischen ventrikulärer **Kompensation** (➤ Abb. 2.4) und **Phonation** (➤ Abb. 2.2) ist kein grundsätzlicher, sondern ein gradueller (➤ Abb. 5.1), abhängig von der Art und vor allem dem Grad der **glottischen Pathologie**:
- Überlagert die Taschenfalte bei der Stimmgebung die homolaterale Stimmlippe nur im lateralen Bereich, handelt es sich um den **Grad 1** der Taschenfalten-Kompensation.
- Wird praktisch die gesamte Stimmlippe überlagert bei aber noch **glottischem** Phonationsmechanismus, wäre **Grad 2** zu befunden, und zwar für jede Seite gesondert.

Erst wenn die Taschenfalten die **phonatorische Schwingungsfunktion** übernehmen, handelt es sich um eine Taschenfalten-Stimme (➤ Abb. 11.4). Sie ist generell qualitativ schlechter als die physiologische glottische Stimmgebung und aufgrund ihrer „hyperfunktionellen" Systematik auch unvermeidlich mit einer gewissen Ausprägung von paralaryngealen Parästhesien (➤ Kap. 5) verbunden.

Ob sich dann die Phonation therapeutisch über eine **gezielte Kräftigung** der Stimmlippen-Muskulatur (➤ Kap. 9.2, ➤ Kap. 10) wieder auf die leistungsfähigere glottische Ebene zurückverlagern lässt („**unerwünschte**" Taschenfalten-Stimme), ist mithilfe der phoniatrischen Funktionsdiagnostik zu beurteilen und zu entscheiden. Im Zweifelsfall kommt es auf den Verlauf eines entsprechenden Therapieversuchs an (➤ Abb. 9.2 als hier negatives Verlaufsbeispiel).

Ist eine solche Rückverlagerung von vornherein ausgeschlossen (z. B. nach kompletter Chordektomie), bildet der Funktionswechsel auf die **ventrikuläre Ebene** für solche Patienten die nächstbeste Stimmqualität und -leistungsfähigkeit („**erwünschte**" Taschenfalten-Stimme).

tisch bessern lässt, ist naturgemäß abhängig von der Art der Stimmerkrankung.

Phonochirurgische Resektionen der „hyperplastischen" Taschenfalten (Kleinsasser 1976; Feinstein et al. 1987) haben sich in unserer Praxis nicht bewährt, wir halten sie auf dem aktuellen funktionalen Wissensstand auch nicht mehr für indiziert.

19.1 Unerwünschte Taschenfalten-Stimme

An diesem Beispiel ist die methodische Überlegenheit unseres Funktionalen Konzepts besonders eindrücklich zu demonstrieren. Über die Art des phonationssynchronen körperlichen, hier nun streng **thorako-petalen** Bewegungsmusters (➤ Kap. 9.2) wird die **glottische** Muskulatur und Funktion in Kombination mit der selektiven Reizstromtherapie (➤ Kap. 10) therapeutisch gezielt stimulierbar trotz der zunächst noch weiterhin unvermeidbaren spontanen Taschenfalten-Phonation. Mit zunehmendem Effekt der glottischen Kräftigung reduziert sich die systembedingte Notwendigkeit zur Kompensation, phonoskopisch und auditiv erkennbar an der wiederum auch spontanen Rückgewinnung der glottischen Phonationsebene. Unter bestimmten operativen Voraussetzungen (➤ Kap. 11) gelingt dies in Einzelfällen sogar nach minimal-invasiver Resektion (partielle Chordektomie) früh erkannter glottischer Karzinome (➤ Abb. 11.2).

Sehr bewusst behandeln wir also nicht die supraglottische Kompensation, sondern die **glottische Funktion** bei unmittelbar positivem Effekt und gleichzeitig kürzerer Therapiedauer. Ein solches Vorgehen und ein solches, in unserer Praxis vielfältig erlebbares Resultat ist in jedem Einzelfall zugleich eine Bestätigung für unsere These der phonatorischen Regelkreissteuerung mit der Glottisfunktion als Messfühlerebene (➤ Kap. 6). Wie weit sich allerdings die glottische Funktionsebene therapeu-

19.2 Erwünschte Taschenfalten-Stimme

Auch am Beispiel der „erwünschten" Taschenfalten-Stimme (➤ Abb. 2.2, ➤ Abb. 11.3 und ➤ Abb. 11.4) ist die Existenz und Wirksamkeit der Regelkreissteuerung unserer Stimmfunktion zu belegen, stellt sich doch diese Art der Ersatzstimmbildung nach Verlust einer Stimmlippe **spontan** ein. Voraussetzung ist allerdings neben einer intakten Innervation (➤ Kap. 11.4, ➤ Kap. 12.4.3), dass betroffene Patienten auch informiert und motiviert werden, selbst bei initialer Aphonie ihre Stimmgebung so oft wie möglich willkürlich zu **aktivieren** und eben nicht zu schonen. In aller Regel verfügen sie dann nach ca. 14 Tagen über eine Taschenfalten-Stimme, auf deren spezifischen und gegenüber ihrer bisherigen Stimme **veränderten Klangcharakter** sie zuvor hinzuweisen sind.

Da aber das Kehlkopfgerüst nicht verändert wird, bleibt der jeweils **geschlechtsspezifische** Klangcharakter erhalten. Frauen werden auch am Telefon über ihre Stimme weiterhin als solche erkannt. Durch die konservative Stimmtherapie sind dann die **Modulationsfähigkeit** und die individuelle **Stimmdynamik** zu erarbeiten und das Ergebnis stimmtechnisch über den störungsunspezifischen Teil (➤ Kap. 9.3) für eine bestmögliche Eigenkontrolle zu optimieren (➤ Abb. 11.3). Auch nach Abschluss der Stimmbehandlung zeigen sich häufig noch weitere stimmqualitative Verbesserungen (➤ Abb. 11.9).

20 Postoperative Dysphonien

Im Unterschied zu den „Ersatzphonationen" nach kurativer Mikrochirurgie maligner endolaryngealer Neubildungen (➤ Kap. 11.2) werden mit dieser Diagnose Stimmstörungen deklariert, die nach einer „stimmverbessernden" **Mikrochirurgie gutartiger Neubildungen**, der „Phonochirurgie", persistieren. Nach der langjährigen Kooperation mit KLEINSASSER und gemeinsamen Analyse solcher seinerzeit ausnahmslos mittels **direkter** Mikrolaryngoskopie in Intubationsnarkose operierten Fälle sind 2 wesentliche Ursachen für die postoperativen Dysphonien zu nennen.

Ursachen

Zum einen war die geforderte **Qualität der Phonochirurgie** nicht gewährleistet, indem das jeweilige Gewebeplus nicht akkurat entfernt wurde. Dabei können sowohl ein nicht entfernter Gewerberest wie auch eine zu tiefe Resektion die Heiserkeit bedingen.

Dieses Risiko entsteht in Besonderheit dann, wenn bei der direkten Laryngoskopie die Platzierung des Laryngoskops Schwierigkeiten bereitet und die gebotene **Zentrierung** des Resektionsbereichs bzw. -objekts nicht gelingt. Man sollte dann diese Operation eher abbrechen und von Erfahreneren durchführen lassen. Überhaupt scheint diese als elegant und einfach imponierende Methode in ihrem Anforderungsniveau noch vielfach unterschätzt zu werden. Dabei handelt es sich in dieser Zielsetzung um eine absolute mikrochirurgische **Präzisionsoperation**, nicht nur bei Sprech- oder Stimmberuflern.

> Für den hinreichend Geübten kann außerdem in geeigneten Fällen die **indirekte Abtragung** in Lokalanästhesie mit dem konventionellen („kalten") Instrumentarium (Wendler 2005; Olthoff et al. 2009) eine zu präferierende Alternative sein mit u. a. dem Vorteil einer sofortigen **stroboskopischen Erfolgskontrolle**.

Zum anderen wurde die **Qualität der Wundheilung** nicht beachtet als ein ebenfalls entscheidendes Kriterium für das stimmliche Resultat.

Maßnahmen zur Vermeidung postoperativer Dysphonien

Benötigt man für die operative Prozedur, wenn überhaupt, allenfalls wegen eines anästhesiologischen Risikos eine stationäre Beobachtung von 1–2 Nächten, muss für die komplette **Wundheilung** je nach Art, Ausmaß und vor allem auch Lage der Wunde (Rand oder Oberfläche) ein Zeitraum von mindestens 1 Woche, nach Laser-Anwendung eher 2 Wochen bis – je nach Heilungsverlauf – zu 4–6 Wochen bereits **präoperativ** eingeplant werden. Je beruflich abhängiger Patienten von ihrer Stimme sind, umso individueller ist dieser Zeitraum zu definieren und je nach Art der Neubildung auch bezüglich des anzuwendenden mikrochirurgischen Instruments („kalt" oder „warm") abzusprechen. Adressaten dieser Absprache sind nicht nur Patienten mit den klassischen Sprech- oder Gesangsberufen, sondern z. B. auch Mütter mit zumal kleineren Kindern.

> Kann diese Wundheilungsphase nicht hinreichend eingeplant werden, ist es im Zweifelsfall besser, im Moment auf eine Phonochirurgie zu verzichten.

Ebenfalls präoperativ bedarf das notwendige **postoperative Stimmverhalten** während der Wundheilungsphase der konkreten Anleitung. Im Unterschied zur Stimmruhe mit völligem Schweigen, die unseres Erachtens kaum einzuhalten sein dürfte, empfehlen wir eine **Stimmschonung** in dem Sinne, das Sprechen auf das Notwendigste zu beschränken unter Vermeidung des Flüsterns.

> Ein solches postoperatives Stimmverhalten scheint sich im Sinne einer Funktionsorientierung sogar eher günstig auf die Wundheilung und speziell auf die Wiederherstellung der Randkantenverschiebung auszuwirken.

Wenn gesprochen wird, dann mit „normalem" **Sprechantrieb**, was im Rahmen der präoperativen Aufklärung demonstriert und probiert wird. Wesentlich ist nun, das jeweilige Stimmresultat auditiv zu akzeptieren und nicht instinktiv korrigieren zu wollen, ist die **Stimmqualität** doch **abhängig von der glottischen Schwingungsfähigkeit**, die operativ bedingt mehr oder minder reduziert ist. Auch dieser Aspekt ist den Patienten anhand ihrer phonoskopischen Videoaufnahme unschwer zu erläutern.

Im weiteren Verlauf der Wundheilung müsste die Stimme zunehmend besser und relativ belastungsfähiger werden. Anderenfalls wäre umgehend eine phoniatrische **Kontrolluntersuchung** zu veranlassen, wie sie bis zum Abschluss der Wundheilung überhaupt Routine sein sollte. Nur dann sind auch abweichende Verläufe **frühzeitig** zu erkennen und mit geeigneten Maßnahmen postoperative Dysphonien zu therapieren und bestenfalls zu vermeiden.

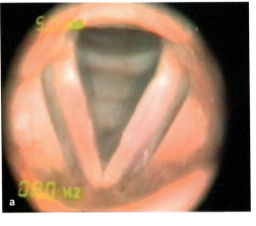
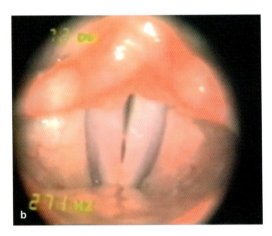
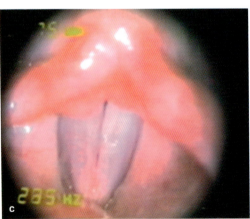
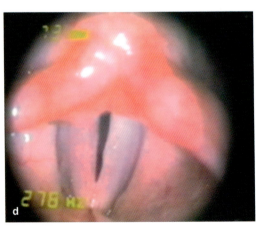

Abb. 20.1 a–d Lupenphonoskopische Fotos eines **weiblichen Kehlkopfs** bei einer **postoperativen Dysphonie** nach Phonochirurgie der rechten Stimmlippe und abgeschlossener Wundheilung mit stroboskopisch verkürzter Amplitude, reduzierter Randkantenverschiebung (d) und vibratorisch grenzwertigem bis inkomplettem Schluss (c).
a) Laryngoskopie: Respiration
b) Laryngoskopie: Phonation
c) Stroboskopie: maximaler Schluss
d) Stroboskopie: maximale Öffnung

Gefördert werden kann die Wundheilung durch Halswärme (z. B. Schal) und **Warm-Inhalation**, vor allem abends vor dem Schlafengehen, um den Effekt auf die Stimmlippen-Schleimhaut möglichst lange zu konservieren. Da Kamille zwar abschwillt, aber zugleich austrocknet und schädliches Räuspern provoziert, empfiehlt sich als Inhalat **Sole**. Salz ist aber anders als Kamille nicht in Wasser löslich, weshalb für die Inhalation ein **Vernebler** benötigt wird, den man bei manchen Apotheken ausleihen kann.

Bleibt **nach** Abschluss der Wundheilung die intendierte Normalisierung der (Sprech-)Stimme aus, handelt es sich um eine postoperative Dysphonie mit dem **stroboskopischen** Befund einer reduzierten (➤ Abb. 20.1) bis aufgehobenen **Schwingungsfähigkeit** („phonatorischer Stillstand") der operierten Stimmlippe(n) und reduzierter bis fehlender **Randkantenverschiebung** (Schönhärl 1960). Diese Symptomatik darf diagnostisch keinesfalls als „hyperfunktionelle Dysphonie" (➤ Kap. 14.2) fehlgedeutet werden, sie dürfte vielmehr auf eine **Mikrotraumatisierung** der offensichtlich ausgesprochen empfindlichen Stimmlippen-Struktur, somit auf eine organische Veränderung zurückzuführen sein.

Therapie und Prognose

Diesem ungünstigen Verlauf gilt es deshalb mit einer unverzüglichen Therapie zu begegnen, was im Rahmen der Funktionalen Stimmtherapie (➤ Kap. 9.2) nach eigenen Erfahrungen ohne Einbezug der selektiven **Reizstromtherapie** aus deshalb **absoluter** Indikation (➤ Kap. 10) nicht gelingt. Inwieweit sich die Schwingungsfähigkeit als Zielgröße wieder verbessern lässt, ist leider nicht vorhersehbar mit einer **Prognose**, die eher seltener eine Normalisierung erwarten lässt. Je früher jedoch mit dieser gezielten glottischen Stimulation begonnen wird, desto günstiger dürfte das stimmliche Resultat ausfallen.

KAPITEL 21
Dysplastische Dysphonien

Die entscheidende Basis für die individuelle stimmliche Leistungsfähigkeit und deren künstlerische Entfaltung wie für die therapeutische Beeinflussbarkeit einer Stimmpathologie liegt naturgemäß in der Qualität der **Kehlkopf-Anlage**. Dies gilt für weltberühmte Sängerinnen und Sänger ebenso wie für normale Durchschnittsstimmen und macht zugleich den wichtigsten Unterschied aus. Unter den verschiedensten Formen von Anlagestörungen (Wendler et al. 2005) sollen hier nur diejenigen erörtert werden, die Ursache für eine funktionelle Minderleistung sind und für eine Therapieplanung differenzialdiagnostische und prognostische Aussagekraft haben, nicht zuletzt für eine angedachte oder tatsächliche berufliche Sprech- bzw. Stimmbelastung.

Anlagemäßige Strukturmängel sind grundsätzlich nicht zu beseitigen und in ihren funktionell nachteiligen Auswirkungen allenfalls partiell zu reduzieren. Es verbleiben aber generell zumindest belastungslabile Stimmen mit meist einer graduell unterschiedlichen Heiserkeit.

Diagnose

Schon die **Anamnese** lenkt den Verdacht auf diese organische Stimmstörung mit dem Hinweis, dass die Heiserkeit „schon immer" oder auch bei anderen Familienmitgliedern bestehe. Zielführende Befunde liefert bereits die **Laryngoskopie**.

Als häufigstes Symptom findet sich ein **Sulcus glottidis**, eine meist beidseitige konkave Furche längs des normalerweise konvex geformten Stimmlippen-Randes, besonders auffällig bei Respiration (➤ Abb. 21.1). Bei Phonation sieht man einen grenzwertigen oder fehlenden ligamentären Schluss („Internus-Spalt"; ➤ Abb. 13.3), der differenzialdiagnostisch unterschieden werden muss von einer ähnlichen Symptomatik bei einer hypofunktionellen Dysphonie (➤ Kap. 14.1) und einer zentralen Dysphonie (➤ Kap. 13) bei jeweils deutlicher **hypofunktioneller** Schwingungssymptomatik.

Auch die in der Regel **einseitig** ausgeprägten **Epidermoidzysten** werden zu den anlagebedingten Veränderungen gerechnet, ohne dass ihr konkreter Entstehungsmechanismus bekannt wäre. Die länglich-flachen, ödematösen Vorwölbungen der „Epidermis" (➤ Abb. 21.2), also am Stimmlippen-Rand, können – wie der Sulcus – mit ihrer Unterlage verwachsen sein.

Bei der **endolaryngealen Hypoplasie** dominiert auf den ersten Blick eine Dystrophie der phonationsrelevanten Strukturen (Gabriel et al. 1976) mit beidseitig leicht exkavierten Stimmlippen-Rändern, prominenten Procc. vocales, einer phonatorischen Schlussinsuffizienz mit **kombiniertem** Internus- und Transversus-Spalt, spitzkantigen Taschenfalten-Rändern und auffällig breiter Einsehbarkeit der Sinus Morgagni (➤ Abb. 21.3). Gelegentlich kann auch das Kehlkopfgerüst im Vergleich zur normalen Erwachsenengröße relativ verkleinert sein.

Therapie und Prognose

Allen dysplastischen Dysphonien ist gemeinsam, dass sich anlagemäßige Defizite letztlich therapeutisch **nicht mehr revidieren** lassen. Das gilt auch für **phonochirurgische** Korrekturen eines Sulcus glottidis, die wiederholt versucht wurden, ohne dass jedoch überzeugende Ergebnisstudien vorlägen. Lediglich die Resektion der Epidermoidzysten wäre anzuraten zur Begradigung des Stimmlippen-Randes und Verbesserung des Stimmlippen-Schlusses für eine nachfolgende konservative Stimmtherapie.

Auch wenn dysplastische Dysphonien prinzipiell eine berufliche Stimm- und Sprechbelastung ausschließen und somit die Prognose ungünstig bleibt, ist eine **Funktionale Stimmtherapie** (➤ Kap. 9)

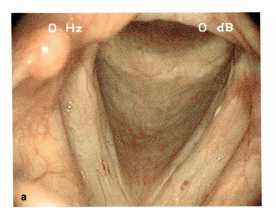
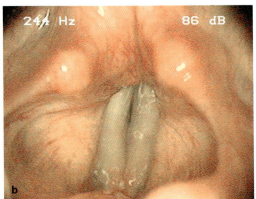
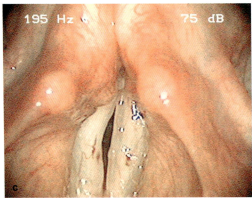
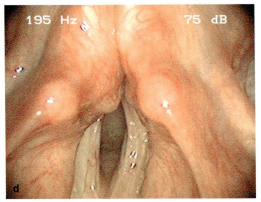

Abb. 21.1 a–d Lupenphonoskopische Fotos einer **dysplastischen Dysphonie** in Respiration (a) mit einem **Sulcus glottidis** beidseits und inkomplettem Schluss bei Phonation (b), stroboskopisch fehlendem Schluss (c) und maximaler Öffnung mit deutlicher Phasendifferenz (d).
a) Laryngoskopie: Respiration
b) Laryngoskopie: Phonation
c) Stroboskopie: maximaler Schluss (Längswellen; Schönhärl 1960)
d) Stroboskopie: maximale Öffnung (Phasendifferenz)

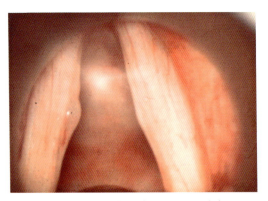

Abb. 21.2 Mikrolaryngoskopisches Foto einer linksseitigen **Epidermoidzyste** mit geringer Kontaktreaktion rechts (seitengerecht).

und synchron-selektive **Elektrisierung** (> Kap. 10) durchaus indiziert, aber ausdrücklich als **Therapieversuch** von zunächst 20 Behandlungen zu deklarieren.

Haben sich bei der dann verbindlichen phoniatrischen Kontrolluntersuchung **objektivierbare Befundbesserungen** ergeben, wäre die Therapie mit einer weiteren Behandlungsphase unter phoniatrischer Kontrolle fortzusetzen und schließlich zu beenden, wenn keine Funktionsfortschritte mehr zu registrieren sind und sich ein individuelles stimmliches **Leistungsplateau** eingestellt hat.

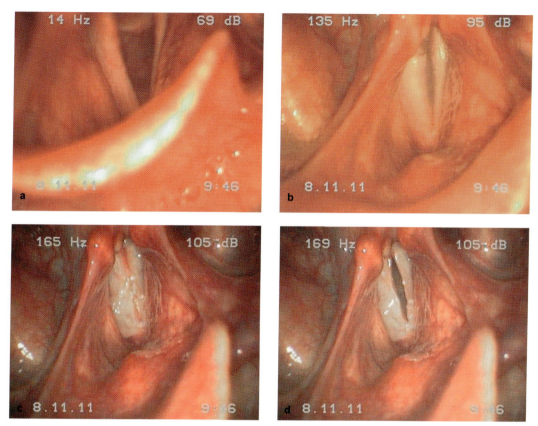

Abb. 21.3 a–d Lupenphonoskopische Fotos einer **dysplastischen Dysphonie** in der Variante einer **endolaryngealen Hypoplasie** bei einem männlichen Patienten. a) Laryngoskopie: Respiration (extrem dystrophe Taschen- und Ary-Epiglottisfalten sowie amyloidotische supraventrikuläre Einlagerungen), b) Laryngoskopie: Phonation grenzwertiger Schluss, c) Stroboskopie: maximaler Schluss (noch komplett, aber deutlich verkürzt), d) Stroboskopie: maximale Öffnung (Phasendifferenz, starke funktionelle Verschleimung).

KAPITEL 22 Kinderstimme

Unter den unterschiedlichen „Normalstimmen" in den verschiedenen Altersstufen unseres Lebens bedarf die Kinderstimme einer besonderen Erörterung, ist sie doch als spezifisches Charakteristikum eine „Stimme im ständigen Wachstum". Von Geburt bis zum Abschluss der Mutation ändert sich bekanntlich die Kehlkopfgröße mit unmittelbaren Auswirkungen auf die Massenzunahme aller endolaryngealen Strukturen, Vertiefung der Sprechstimmlage, kontinuierlicher Anpassung der Spannungsregulation und Erweiterung des Stimmumfangs bis zum Eintritt der Mutation.

Damit beinhaltet das den Kehlkopf einschließende ständige körperliche Wachstum über die gesamte Zeit der Kindheit ein **prozesshaftes** neurobiologisches Lernen und eine Reifung nicht nur im phonatorischen **Regelkreissystem**, sondern offenbar auch bezüglich des Erwerbs von elementaren **Feinstrukturen** für diese Funktion. So soll beispielsweise nach HIRANO das **Lig. vocale**, also die hauptsächlich elastische intermediäre und die überwiegend kollagene tiefe Schicht der Lamina propria, als Grenzschicht zur Muskulatur der Stimmlippen bei Neugeborenen noch fehlen und erst nach der Pubertät ausgereift sein (Hirano 1981).

Es dürfen folglich die stimmrelevanten Kriterien und Funktionsparameter nicht ohne Weiteres mit den bekannten Daten von Erwachsenen gleichgesetzt werden. Es gilt vielmehr für die Physiologie wie für die Pathologie der Kinderstimme, deren Besonderheiten und ihre Altersabhängigkeiten in Bezug auf Nutzung, Stimmbildung und Stimmtherapie zu kennen und zu beachten.

22.1 Altersspezifische Besonderheiten

Die akustisch auffälligste Veränderung betrifft die **Tonhöhe** der zunächst spontan-**reflektiven** Stimmgebung, der späteren Sprechstimmlage und des **Stimmumfangs**. Sofern die bis in die aktuellen Lehrbücher übernommenen recht alten Daten von NADOLECZNY (Habermann 1978) noch ihre Gültigkeit haben, liegt die Stimmlage des Neugeborenen etwa bei 440 Hz, dem Kammerton a^1, um von dort aus zunächst bis etwa zum Schuleintrittsalter den Stimmumfang in die **Tiefe** zu entwickeln. Erst danach beginnt die Erweiterung der Durchschnittsstimme in die Höhe bis spätestens zum Beginn der Mutation (Frank et al. 1970).

> Wenn also diese Daten **bis zum Schulalter** noch zutreffen, wäre somit die gewohnheitsmäßige Zuordnung der **ungeschulten** Kinderstimme im Kindergarten- und Vorschulalter zum **Frauensopran** sehr kritisch zu überprüfen. Erlebt man z. B. Gesangsvorführungen von Kindergartenkindern, meint man gelegentlich, die grafisch obere Stimmumfangsgrenze in der Abbildung geradezu „bildlich" zu hören, indem nur die Erzieherinnen die höheren Töne singen, die Kinder selbst aber an dieser „Grenze" stimmlich „hängen" bleiben. Ähnliches ist zu erleben, wenn manche Kinder dieses Alters versuchen, von Kassetten abgespielte Kinderlieder mitzusingen.
> Auf der anderen Seite sind gerade die kleineren Kinder hervorragende „Nachahmer", die bei gutem Vorbild der Erwachsenen den für die Höhe notwendigen Registerwechsel mühelos meistern, ohne dies stimmtechnisch rationalisieren zu können; wohl ein Vorteil der stimmbildnerisch gut geführten und **geschulten** Kinderchöre.

Ein weiteres Spezifikum liegt in dem zwar mit dem Wachstum zunehmenden, im Vergleich zum Erwachsenen aber erheblich geringeren **Atemvolumen**. Hiervon abhängig definieren sich relativ reziprok **Stimmintensität** und phonatorische bzw. sprecherische **Phrasenlänge**. Kinder können zwar manchmal erstaunlich laut schreien, müssen dann aber auch umso schneller nachatmen. Auf das bei Kindern generell erwünschte und im Sinne eines präventiven Trainings dringend zu fördernde Singen bezogen, sollten diese Aspekte der Stimmdynamik alters- und entwicklungsgemäße Beachtung finden und in der praktischen Umsetzung kontrolliert werden. Auch hier ist das gute Vorbild gemeint, weniger eine rationale stimmtechnische Anleitung oder gar direkt-verbale Korrektur. Insofern ist für den Umgang mit der Kinderstimme auch eine spezifische gesangspädagogische Qualifikation erforderlich.

22.2 Problem der Kehlkopf-Funktionsdiagnostik

Für die phoniatrische Untersuchung der Kinderstimme gelten selbstverständlich im Grundsatz die gleichen Inhalte und Anforderungen an die Funktionsdiagnostik wie bei Erwachsenen (➤ Kap. 8). Das zentrale Problem ist jedoch die Abhängigkeit der Durchführung von der **Kooperationsfähigkeit** der Patienten, und die ist bei Kindern bestenfalls erst ab dem 4. Lebensjahr, wenn nicht – zumindest für die Stroboskopie – erst noch später gegeben. Dies gilt umso mehr für erforderliche Kontrolluntersuchungen, wenn schon die Erstdiagnostik mühsam war. Ein gewisser Fortschritt in Bezug auf das Untersuchungsalter hat sich zwar durch die **flexible, transnasale Laryngoskopie** ergeben, ohne jedoch bisher grundlegend neue und erweiterte Befunde zur Physiologie und Pathologie der Kinderstimme liefern zu können.

So sind alle **indirekt** erhobenen Befunde bis auf Weiteres nur unter gewissem **Vorbehalt** zu interpretieren, während Untersuchungen in Narkose keine Schwingungsanalyse und somit keine Beurteilung der phonatorischen **Messfühlerebene** erlauben.

Auf einer solchen diagnostischen Basis muss naturgemäß auch die **Therapieplanung** bei kindlichen Stimmstörungen vielfach unbefriedigend bleiben. Dieses Manko darf aber keinesfalls dazu verleiten, auf eine laryngeale Endoskopie mit voller Einsicht der Glottis bis in die vordere Kommissur zu verzichten und sich einzig auf eine auditiv-perzeptive Einschätzung zu verlassen (➤ Abb. 11.8). Wenn schon bei Erwachsenen beispielsweise die **Differenzialdiagnostik** von Stimmlippen-Knötchen (➤ Kap. 16.1) im Einzelfall durchaus schwierig sein kann mit allen Konsequenzen für die adäquate Therapie, trifft dies erst recht auf deren Differenzierung bei Kindern (➤ Kap. 16.2) zu mit dann der Konsequenz einer Laryngoskopie in **Kurznarkose**.

Zu den noch nicht gesicherten Befunden einer **normalen** Kinderstimme scheint zu gehören, dass bei beiden Geschlechtern die Glottis bei Phonation dorsal nicht komplett geschlossen ist, sondern wie bei Frauen ein **physiologisches Transversus-Dreieck** verbleibt (➤ Abb. 22.1). Dessen muss man sich bewusst sein und darf nicht bei nur dorsal möglicher Kehlkopfeinsicht aus der Kombination mit einer auditiv-perzeptiven Heiserkeit diagnostisch per se auf kindliche Stimmlippen-Knötchen rückschließen.

> Dies gilt umso mehr, als Knötchen – wenn es sich denn in der Tat um solche handelt – bei Jungen **und** Mädchen auftreten und in Besonderheit bei den Mädchen ein **aktives** therapeutisches Handeln erfordern (➤ Kap. 16.2), weil sie sich anders als bei Jungen während der Mutation nicht rückbilden, sondern nach der Mutation bei Frauen persistieren können.

Das Beispiel der Knötchen mag belegen, dass auch die Pathologie der Kinderstimme der eindeutigen Abklärung bedarf. Nun zeigt gerade bei Kindern diese Stimmerkrankung allerdings einen recht charakteristischen Verlauf mit wechselnd ausgeprägter Heiserkeit ohne Atemproblematik. Sie wäre somit gegenüber einer leider schon bei Kleinkindern vorkommenden **Papillomatose** recht sicher abgrenzbar angesichts der hierfür typischen **Progredienz** sowohl von Heiserkeit wie vor allem einer Dyspnoe, die zum unverzüglichen und bei der Rezidivhäufigkeit jeweils wiederholten mikrochirurgischen Handeln in direkter Laryngoskopie zwingt. Deswegen tritt bei der kindlichen Papillomatose die Problematik der Funktionsdiagnostik erst dann auf, wenn es um die Frage der konservativen Stimmtherapie dieser speziellen Form einer postoperativen Dysphonie (➤ Kap. 20) geht.

Ungeachtet der **differenzialdiagnostischen** Frage, ob kindliche Stimmlippen-Knötchen wirklich solche sind und nicht eine einseitige primär-organische Neubildung wie eine Retentionszyste oder ein Gallertpolyp (Kleinsasser 1976) mit kontralateraler Kontaktreaktion (➤ Abb. 21.2), bleiben Zweifel, ob

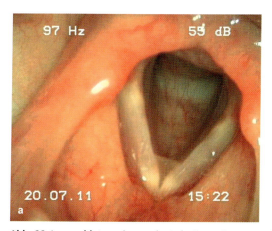 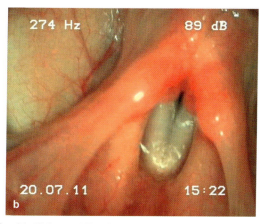

Abb. 22.1 a und b Lupenlaryngoskopische Fotos eines **normalen kindlichen Kehlkopfs** (Junge, 9 J.) in Respiration (a) und Phonation (b) mit offenbar physiologischem „Transversus-Dreieck".

es sich wirklich um die häufigste Ursache kindlicher Stimmstörungen handelt. Nach unserem Konzept der Doppelphonationsfunktion entstehen Knötchen „tertiär-organisch" (➤ Kap. 16) auf Basis einer glottischen Hypofunktion, hier also altersbezogen in Form einer „**hypofunktionellen Dysphonie**" (➤ Kap. 14.1). Als deren Pathogenese werden bei Erwachsenen u. a. wiederholte Sprechüberlastungen bei rekurrierenden akuten Laryngitiden vermutet statt der gebotenen Stimmschonung und somit eine Art „phonotraumatische" Genese.

Übertragen wir diese pathomechanische Vorstellung auf Kinder, so erkranken sie wohl noch ungleich häufiger an **Laryngo-Bronchitiden**, z. B. infolge hyperplastischer Adenoide, ohne jedoch eine Stimmschonung einzuhalten oder auch nur einhalten zu können. Die Folge wäre dann genauso wie bei Erwachsenen eine „**hypofunktionelle Dysphonie**". Hieraus begründet sich unsere Annahme, dass es sich bei dieser Diagnose – und eben nicht bei den Stimmlippen-Knötchen – um die **häufigste** kindliche Stimmerkrankung handeln dürfte, so selten sie wegen der genannten Problematik der Kehlkopf-Funktionsdiagnostik als solche real diagnostiziert wird. Sollte diese Annahme zutreffen, wäre die therapeutische Konsequenz völlig neu zu diskutieren. Bisherige, auf Stimmlippen-Knötchen bezogene Konzepte wären sicherlich inadäquat und letztlich wiederum ineffektiv.

22.3 Stimmtherapie bei Kindern

Mit dem entwicklungsgeschichtlich fundierten Prinzip der „Laryngealen Doppelphonationsfunktion" (➤ Kap. 5) und deren Regelkreis-Steuerung (➤ Kap. 6, ➤ Kap. 7) eröffnet sich nun auch eine neue Perspektive für eine **kindgemäße „Funktionale Stimmtherapie"** (➤ Kap. 9). Der bisherige Zugang über eine stimmtechnische Optimierung (Beushausen et al. 2003; Strauch et. al. 2006) zielt im Wesentlichen auf ein mehr oder minder kontrolliertes, „hygienisches" Stimmverhalten vor allem im außerschulischen Alltag der Kinder und ist in seiner Effektivität an 3 Kriterien zu bewerten:
- der Motivation zur Therapie,
- der Kooperation in der Therapie und
- der Übertragbarkeit des erlernten „neuen" Stimmverhaltens in die außertherapeutische Situation.

Eine **Motivation** zur Stimmtherapie ist zumal bei jüngeren Kindern kaum vorauszusetzen. Wie auch bei den meisten anderen Therapien in dieser Altersstufe können sie deren Notwendigkeit und Vorteil noch nicht antizipieren und werden eher auf Initiative von Erwachsenen zur Behandlung gebracht. Dieser Fakt ist jedoch in gleicher Weise wie die **Kooperation** durch altersbezogenen methodischen Zugang und kindgemäßes Handeln gut aufzufangen, zumal bei adäquater Vorgabe der therapeutischen Zielsetzungen durch die Behandler in Beachtung der zuvor genannten kindlichen Besonderheiten. Dass unter solchen kontrollierten Bedingungen Entspannungs-, Atmungs- und Wahrnehmungsübungen von den Kindern realisiert werden, ist nachvollziehbar.

Ausgesprochen problematisch dürfte dagegen die **Übertragbarkeit** des Erlernten in das Freizeitverhalten der Kinder sein, ist dieses doch wesentlich gekennzeichnet durch konkurrenzbetontes Spiel. In solchen Situationen von Kindern einen stimmtechnisch auch nur annähernd kontrollierbaren, „stimmhygienischen" Einsatz ihrer Stimme zu erwarten, dürfte kaum vorstellbar sein. Damit steht die Effektivität eines solchen Ansatzes grundsätzlich in Frage, ganz abgesehen von dem unseres Erachtens nicht haltbaren pathophysiologischen Konstrukt einer „**hyperfunktionellen Dysphonie**" (➤ Kap. 14.2) als Ursache z. B. von angeblich „sekundär"-organischen Stimmlippen-Knötchen.

Gehen wir dagegen von einer „**hypofunktionellen Dysphonie**" als zumal **häufigster** kindlicher Stimmstörung aus, verlangt dieses Konzept eine bewegungsgesteuerte, gezielt **glottische Kräftigung**, also eine **aktivierende** Stimmnutzung, die dem kindlichen Bewegungsdrang – zumal nach längerem Stillsitzen in der Schule – ungleich mehr entgegenkommen dürfte als Entspannungs-, Atmungs- und Wahrnehmungsübungen. Unter gewissen Voraussetzungen ist sogar schon im Vorschulalter auch die selektive **Elektrisierung** (➤ Kap. 10) nutzbar zur synchronen Unterstützung der glottischen Kräftigung. Je besser diese gelingt, umso weniger supraglottische Kompensation wird erforderlich, ohne auf ein rationalisierendes „stimmhygienisches" Lernen (➤ Kap. 9.3) vonseiten des Kindes angewiesen zu sein. Mit diesem „funktionalen" Vorgehen lassen sich nachweislich auch im Kindesalter Knötchen aktiv therapieren mit zudem einer ermutigenden und die Theorie bestätigenden Effektivität. Da die so behandelten Kinder im Grundsatz kein prinzipiell „neues" Stimmverhalten erlernen müssen, erweist sich auch die Übertragbarkeit in ihren Alltag als ungleich unproblematischer und erfolgreicher.

KAPITEL 23 Altersstimme

Wann nach der Stimme des „mittleren Erwachsenenalters" mit ihrer höchsten Leistungsfähigkeit die Phase der Altersstimme beginnt, definiert sich nicht chronologisch, sondern **biologisch** durch den Beginn und das Ausmaß von Abbauprozessen innerhalb des stimmregulatorischen Systems („Stimme in biologischer Rückbildung").

Die Verringerung der Atemfläche durch Platzen von Alveolen, die nachlassende Elastizität in den Atembewegungen und deren nicht mehr so präzise reflektive Steuerung beeinflussen die individuellen stimmdynamischen Optionen, die Tonhaltedauer und die Stabilitätskontrolle der Phonation. Ebenso wesentlich wirkt sich zugleich in positiver wie negativer Richtung die allgemeine körperliche Leistungs- und Belastungsfähigkeit auf die Stimmqualität aus. Die Schleimhäute aller an der Stimmgebung beteiligten Funktionsstrukturen dystrophieren mit unterschiedlich ausgeprägter, tendenziell zunehmender relativer Trockenheit, die sich vorwiegend im Vokaltrakt, aber auch im Kehlkopf subjektiv störend bemerkbar macht.

Typischer Befund infolge dieser altersbiologischen Dystrophie ist der inkomplette Schluss der Stimmlippen, der „**Internus-Spalt**" (➤ Abb. 13.3) aufgrund der verringerten Muskelspannung in den Stimmlippen (➤ Abb. 23.1). Am auffälligsten sind die Folgen der nachlassenden zentralnervösen Regelungspräzision auf allen Ebenen der **Stimmfunktionssteuerung** (➤ Kap. 6.4): der zeitgerecht koordinierten Einstellung zur intendierten Phonationsleistung, der reflektiv stabilisierten Umsetzung und Ausführung der stimmlichen Intention und der Eigenkontrollfähigkeit bezüglich Intonation und Interpretation, bei Ensembleaufgaben auch der Synchronisation.

Im Resultat klingt eine Altersstimme eher belegt bis heiser mit Tonhöhen- und Frequenzschwankungen, die als „Wobbel" eine geringere Frequenz aufweisen im Vergleich zum musikalisch angemessenen Vibrato mit einem verringerten Stimmumfang und manchmal auch einer gewissen Näherung der Sprechstimmlagen von Frauen und Männern.

Diese **Näherung der Sprechstimmlagen** bedingt die gelegentliche Schwierigkeit, am Telephon die akustische Geschlechtsdifferenz erkennen zu können. Als noch überzeugendste Erklärung für dieses Phänomen könnte der Anteil der individuellen **Androgenfraktion** innerhalb des sexualhormonellen Spektrums sein, der bei Frauen relativ zu- und bei Männern relativ abnimmt und hierüber die Sprechstimmlage annähern könnte.

Von solchen altersbiologischen, insoweit „physiologischen" Veränderungen sind **Erkrankungen** einer Altersstimme deutlich zu unterscheiden insofern, als „Altersstimme" keinesfalls per se gleichgesetzt werden darf mit „nicht therapiebedürftig". Selbstverständlich kann auch eine Stimme im Alter erkranken, was entweder in Folge einer bestimmten Vorerkrankung passieren oder sich als akute Verschlechterung der altersbezogenen Stimmleistung bemerkbar machen kann, z. B. als Frühsymptom einer Neurodegeneration (➤ Kap. 13).

Nach entsprechender Funktions-Differenzialdiagnostik hätte dann indikationsbezogen eine Funktionale Stimmtherapie mit integriertem selektivem Reizstrom zu erfolgen mit phoniatrischer Effektkontrolle nach spätestens 20 Einzelbehandlungen. Je nach Ergebnis würde die Stimmtherapie beendet oder mit einer weiteren Behandlungsphase fortgesetzt.

Sosehr also einerseits die „Altersstimme" als zwar altersbezogen „normale" Stimme zu definieren ist, ist sie andererseits dennoch nach **objektiv-akustischen Kriterien** eben keine normale, sondern eine auffällige Stimme: sie klingt überhaucht, modulationsärmer, dynamikreduziert und instabiler. In welchem Ausmaß und ab welchem Alter sie sich jedoch

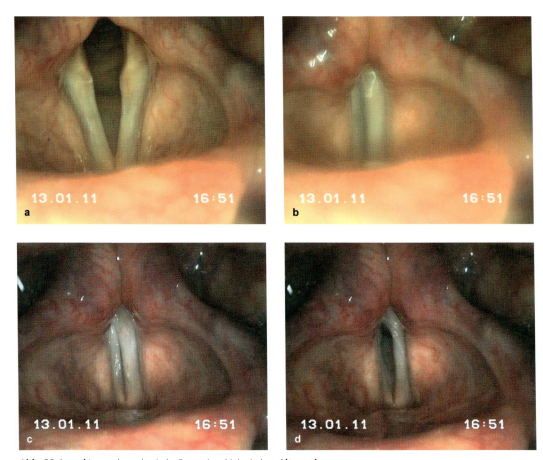

Abb. 23.1 a–d Lupenphonoskopische Fotos einer biologischen **Altersstimme**.
a) Laryngoskopie: Respiration (geringe Exkavation bds.)
b) Laryngoskopie: Phonation („Internus-Spalt" und Taschenfalten-Kompensation Grad 1 rechts)
c) Stroboskopie: maximaler Schluss (inkompletter Schluss, persistierender „Internus-Spalt")
d) Stroboskopie: maximale Öffnung (deutliche Phasendifferenz)

biologisch verändert, ist wie auch bei anderen körperlichen Abbauprozessen durchaus von einem selbst mit beeinflussbar, neben allgemeiner körperlicher Fitness und gesundheitsförderndem Lebensstil durch eben auch **stimmliche Aktivität** und **bewusste Nutzung** dieser Funktion, sei es durch Singen oder Sprechen oder – anders ausgedrückt – durch ein individuell leistungsbezogenes Training. Hierfür existieren bereits vielfältige Angebote, die es allerdings – wenn individuell möglich – von den „Einsamen" an- und wahrzunehmen gilt. Hierfür noch weitere Angebote zu schaffen, bleibt angesichts der aktuellen demografischen Entwicklung eine wichtige sozial-kommunikative Aufgabe unserer Gesellschaft.

24 Schlussbemerkung

Der Inhalt dieses Buches lebt von seinem Bezug nicht nur zu neueren Forschungsergebnissen und aktuellen Denkansätzen zur Stimmregulation, sondern zugleich von seinem intensiven und umfangreichen Praxisbezug. Erst am Patienten war und ist zu erleben, ob eigene Vorstellungen einer „Funktionalen Laryngologie" ihre Bestätigung finden – oder eben auch nicht, was dann wiederum Anregung gäbe zur kreativ-kritischen Überprüfung des offensichtlich noch nicht richtig Gedachten oder eines noch unzureichenden Wissensstandes.

Grundvoraussetzung für einen solch spannenden beruflichen Weg ist jedoch die Fähigkeit und Bereitschaft aller beteiligten „Fachleute", sich zum Vorteil und mit informierter Zustimmung der Patienten gemeinsam auf Neues einlassen zu können, und zwar mit aller Konsequenz. Ein „bisschen" Neues reicht hier nicht, auch nicht ein angebliches Vorwissen über das Resultat eines Experiments. Man muss vielmehr Mut haben, eine vermeintliche Sackgasse auf dem Fundament einer kritischen Hypothesenbildung praktisch zu ertesten, sie sich überhaupt erst einmal als solche erweisen zu lassen und sie nicht nur aufgrund häufig unreflektiert tradierten Wissens zu vermuten. Nur so wird man erleben können, dass manche solcher angeblichen „Sackgassen" sich als überraschende Durchfahrten zu neuen Konzepten herausstellen. Wenn diese Konzepte sich dann auch noch auf allen Ebenen der Anatomie, Physiologie und Pathologie einerseits wie andererseits der Diagnostik, Therapie und Rehabilitation als durchgängig schlüssig, plausibel und effektiv bestätigen, dürfte ihrer Akzeptanz und Übernahme durch Andere kaum noch etwas im Wege stehen.

Genau diese Übernahme in die eigene Praxis erweist sich jedoch in der diagnostischen wie therapeutischen Realität als ausgesprochen zäh und schwierig. Eine der möglichen Erklärungen könnte sein, dass eine solche Umstellung ein hohes Maß an Flexibilität und zugleich die Fähigkeit verlangt, loslassen zu können und Abstand zu nehmen von liebgewonnenen Ansichten, Gewohnheiten und unreflektiertem „Erfahrungswissen". Nur dann wird man von neuen Ansätzen profitieren können, nicht durch eine Mischung mit fachlich inkompatiblen, oftmals sogar ungeprüften Methoden oder einer nicht zu rechtfertigenden Minderung der Behandlungsintensität.

Auch eine gewisse Scheu vor der bei unserem funktionalen Konzept immanenten interdisziplinären „Kontrolle" mag eine hinderliche Rolle spielen. Dabei hat sich eine konstruktive Supervision durch Erfahrene oder im Team längst als ein überaus hilfreicher Weg zur Verbesserung und Erweiterung der eigenen Kompetenz erwiesen, sei es in der unmittelbaren Kooperation oder über Fortbildungskurse.

Hier möchte dieses Buch Mut machen zur praktischen Umsetzung und Nachahmung, möchte ein Angebot sein und Anregungen geben zur Überprüfung der bisherigen Sicht- und Vorgehensweisen und durchaus auch zu kritischen Rückmeldungen und Diskussionen, in Besonderheit bei beleg- und **reproduzierbar** abweichenden Erfahrungen.

Unsere **intentional** nutzbare Stimme gehört wie die Sprache zu den **spezifisch humanen Fähigkeiten** und unverzichtbaren sozial-kommunikativen Leistungen, die wir in unterschiedlichster künstlerischer Gestaltung genießen und bewundern, zugleich aber in ihren „wunder-baren" neurobiologischen Abläufen noch längst nicht umfassend nachvollziehen und verstehen können. Hier warten noch viele offene Fragen auf ihre wissenschaftliche Bearbeitung und Beantwortung als kontinuierliche Aufgabe für nachfolgende Kolleginnen und Kollegen in vorrangig universitärer Klinik, Forschung, Lehre sowie in der fachbezogenen Aus- und Weiterbildung.

Literatur

Abo-El-Enein, M. A., Wyke, B. (1966): Laryngeal myotatic reflexes. Nature 209: 682–686

Ackermann, H., Mathiak, K., Hertrich, I., Grodd, W., Riecker, A. (2005): Functional MRI reveals two distinct cerebral networks subserving speech motor control. In: Gross, M., Kruse, E. (Hrsg.): Aktuelle phoniatrisch-pädaudiologische Aspekte, Bd. 13: 34–37. Medicombooks.de, videel

Adzaku, F. K., Wyke, B. (1979): Innervation of the subglottic mucosa of the larynx, and its significance. Folia phoniat. 31: 271–283

Anders, L. C., Hollien, H., Hurme, P., Sonninen, A., Wendler, J. (1988): Perception of hoarseness by several classes of listeners. Folia phoniat. 40: 91–100

Aronson, A. E. (1980): Clinical voice disorders: an interdisciplinary approach. Decker, New York

Beck, J., Schönhärl, E. (1959a): Die Bedeutung der Stroboskopie für die Diagnose der funktionellen Stimmstörungen. Archiv Ohr- usw. Heilk. 175: 449–452

Beck, J., Schönhärl, E. (1959b): Eine seltene Art der Ersatzstimmbildung. Medizinische 38: 1.742–1.744

Belafsky, P. C., Postma, G. N., Reulbach, T. R., Holland, B. W., Koufman, J. A. (2002): Muscle tension dysphonia as a sign of underlying glottal insufficiency. Otolaryngol. Head Neck Surg. 127: 448–451

Bender, E. (1998): Funktionale Stimmrehabilitation. Logos interdisziplinär 6: 272–281

Benecke, P., Penner, H. (2006): Therapie von Sprech-, Stimm- und Schluckstörungen bei Parkinson. In: Böhme, G. (Hrsg.): Therapie der Stimm-, Sprech- und Sprachstörungen, 4. Aufl., Urban & Fischer, München–Jena

Berendes, J. (1938): Entstehung und Behandlung der Dysphonia spastica. Z. HNO- usw. Heilk. 44: 78–84.

Berendes, J. (1956): Neuere Ergebnisse über Bewegungsstörungen des Kehlkopfes. Arch. Ohr-Nas-Kehlk-Heilk. 169: 1–172

van den Berg, Jw. (1958): Myoelastic-aerodynamic theory of voice production. J. Speech Hear. Res. 1: 227–244

Beushausen, U., Haug, C. (2003): Kindliche Stimmstörungen. Springer, Berlin, Heidelberg

Bielamowicz, S., Kreiman, J., Gerratt, B. R., Dauer, M. S., Berke, G. S. (1996): Comparison of voice analysis systems for perturbation measurement. J. Speech Hear. Res. 39: 126–134,

Böhme, G. (2003): Sprach, Sprech-, Stimm- und Schluckstörungen, Bd. 1: Klinik, 4. Aufl. Urban & Fischer, München–Jena

Bowden, R. E. M. (1974): Innervation of intrinsic laryngeal muscles. In: Wyke, D. (ed.): Ventilatory and phonatory control systems, p. 370–391. Oxford University Press, London

Brodnitz, F. S. (1961): Contact ulcer of the larynx. Arch. Otol. 74: 70–80

Buchthal, F., Faaborg-Andersen, K. (1964): Electromyography of laryngeal and respiratory muscles: correlation with phonation and respiration. Ann. Otol. Rhinol. Laryng. 73: 118–123

Cernea, C. R., Ferraz, A. R., Furlani, J., Monteiro, S., Nishio, S., Hojaij, F. C. (1992): Identification of the external branch of the superior laryngeal nerve during thyroidectomy. Am. J. Surg. 6: 634–639

Clyne, S. B., Halum, S. L., Koufman, J. A., Postma, G. N. (2005): Pulsed dye laser treatment of laryngeal granulomas. Ann. Otol. Rhinol. Laryngol. 114: 198–201

Cramon von, D., Vogel, M. (1984): Zentrale Stimmstörungen. In: Bochnik, H. J., Richtberg, W. (Hrsg.): Sprache, Sprechen, Verstehen, S. 72–84. Perimed, Erlangen

Darley, F. L., Aronson, A. E., Brown, J. R. (1975): Motor speech disorders. W. B. Saunders, Philadelphia–London–Toronto–Montreal–Sydney–Tokyo

Dralle, H., Sekulla, C., Haerting, J., Timmermann, W., Neumann, H. J., Kruse, E., Grond, S., Mühlig, H. P., Richter, C., Voß, J., Thomusch, O., Lippert, H., Gastinger, I., Brauckhoff, M., Gimm, O. (2004a): Risk factors of paralysis and functional outcome after recurrent laryngeal nerve monitoring in thyroid surgery. Surgery 136: 1,310–1, 322

Dralle, H., Kruse, E., Hamelmann, W. H., Grond, S., Neumann, H. J., Sekulla, C., Richter, C., Thomusch, O., Mühlig, H. P., Voß, J., Timmermann, W. (2004b): Nicht jeder Stimmlippenstillstand nach Schilddrüsenoperation ist eine chirurgisch bedingte Rekurrensparese. Chirurg 75: 810–822

Dubiel, H. (2008): Tief im Hirn. Mein Leben mit Parkinson. Goldmann, München.

Dubiel, S. M. (1998): Objektivität akustischer Parameter zur Bewertung pathologischer und gesunder Stimmen. Inaugural-Dissertation, Medizinische Fakultät der Georg-August-Universität, Göttingen

Eysholdt, U. (1998): Aktuelles aus der Phoniatrie: Subjektive und objektive Bewertung von Heiserkeit. Laryngo-Rhino-Otol. 77: 643–645

Fasshauer, K., Kruse, E., Gronen, U. (1984a): Electromyography of cricothyreoid muscle. Electroencephalogr. Clin. Neurophysiol. 58: 85P–86P

Fasshauer, K., Kruse, E., Gronen, U. (1984b): Elektromyographie bei Funktionsstörungen des M. cricothyreoideus nach Trauma und Strumektomie. Z. EEG-EMG 15: 99–104

Feinstein, I., Szachowicz, E., Hilger, P., Stimson, B. (1987): Laser therapy of dysphonia plica ventricularis. Ann. Otol. Rhinol. Laryngol. 96: 56–57

Frank, F., Sparber, M. (1970): Stimmumfänge bei Kindern aus neuer Sicht. Folia phoniat. 22: 397–402

Friedrich, G., Lichtenegger, R. (1997): Surgical anatomy of the larynx. J. Voice 11: 345–355

Fröhlich, M. (1999): Simultane Inversfilterung und Schätzung des glottalen Flusses aus akustischen Stimmsignalen. Dissertation zur Erlangung des Doktorgrades der Mathematisch-Naturwissenschaftliche Fakultäten der Georg-August-Universität Göttingen. http://webdoc.sub.gwdg.de/diss/1999/fröhlich/

Fröhlich, M., Michaelis, D., Kruse, E. (1998a): Image sequences as necessary supplement to a pathological voice data base. Proceedings of VOICEDATA 98: 64–69

Fröhlich, M., Michaelis, D., Strube, H. W., Kruse, E. (1998b): Akustische Stimmqualität unter verschiedenen Rahmenbedingungen. In: Gross, M. (Hrsg.): Aktuelle phoniatrisch-pädaudiologische Aspekte, Bd. 6: 34–39. Median, Heidelberg

Fröhlich, M., Michaelis, D., Strube, H. W., Kruse, E. (2000a): Acoustic voice analysis by means of the hoarseness diagram. J. Speech Lang. Hear. Res. 43: 706–720

Fröhlich, M., Michaelis, D., Strube, H. W., Kruse, E. (2000b): Pertubationsmaße und das asymmetrische Zweimassen-Glottismodell. In: Gross, M. (Hrsg.): Aktuelle phoniatrisch-pädaudiologische Aspekte, Bd. 7: 57–63. Median, Heidelberg

Fröhlich, M., Michaelis, D., Strube, H. W., Kruse, E. (1997a): Acoustic voice quality description: Case studies for different regions of the hoarseness diagram. In: Wittenberg, T. et al. (eds.) Advances in Quantitative Laryngoscopy, p 143–150, Erlangen

Fröhlich, M., Michaelis, D., Strube, H. W., Kruse, E. (1998c): Stimmgütebeschreibung mit Hilfe des Heiserkeits-Diagramms: Untersuchung verschiedener pathologischer Gruppen. In: Gross, M. (Hrsg.): Aktuelle phoniatrisch-pädaudiologische Aspekte 1997/98, Bd. 5: 42–48. Median, Heidelberg

Fröhlich, M., Strube, H. W. (1996): Inversfilterung an pathologischen Stimmen: Automatische Anpassung des LF-Modells. Fortschr Akust DAGA 96: 488–489

Fröhlich, M., Strube, H. W., Kruse, E. (1997b): Akustische Parameter zur Stimmgütebeschreibung aus fortlaufender Sprache. In: Gross, M., Eysholdt, U. (Hrsg.): Aktuelle phoniatrisch-pädaudiologische Aspekte 1996, Bd. 4: 22–24. Median, Heidelberg

Fuchs, M., Fröhlich, M., Knauft, D., Hentschel, B., Behrendt, W., Kruse, E. (2002): Das Göttinger Heiserkeits-Diagramm als diagnostisches Instrument für die Betreuung der professionellen kindlichen Singstimme während der Mutation. In: Gross, M., Kruse, E. (Hrsg.): Aktuelle phoniatrisch-pädaudiologische Aspekte, Bd. 9: 29–33. Median, Heidelberg

Fuchs, M., Fröhlich, M., Hentschel, B., Stürmer, I. W., Kruse, E., Knauft, D. (2007): Predicting mutational change in the speaking voice of boys. J. Voice 21: 169–178

Fukuda, H., Kirchner, J. A. (1972): Changes in the respiratory activity of the cricothyroid muscle with intrathoracic interruption of the vagus nerve. Ann. Otol. 81: 532–537

Fukuda, H., Sasaki, C. T., Kirchner, J. A. (1973): Vagal afferent influences on the phasic activity of the posterior cricoarytenoid muscle. Acta Otolaryng. 75: 112–118

Gabriel, P., Chilla, R. (1976): Die endo-ekto-laryngeale Disproportion. HNO 24: 272–275

Goerttler, K. (1950): Die Anordnung, Histologie und Histogenese der quergestreiften Muskulatur im menschlichen Stimmband. Z. Anat. Entw.gesch. 115: 352–401

Gould, W. J. (1971): Effect of respiratory and postural mechanism upon action of the vocal cords. Folia phoniat. 23: 211–224

Gould, W. J., Okamura, H. (1974) Inter-relationships between voice and posture. In: Wyke, D. (ed.): Ventilatory and phonatory control systems, p. 347–369. Oxford University Press, London

Grossmann, M. (1897): Experimentelle Beiträge zur Lehre von der „Posticuslähmung". Arch. Laryngol. 6: 282–360

Großmann, M. (1912): Die Muskelatrophie infolge von Inaktivität. Wiener Klin. Wochenschr. 25: 346

Grossmann, M. (1913): Beitrag zur Lehre von der wechselseitigen funktionellen Beziehung der Kehlkopfmuskeln untereinander. Fränkels Arch. Laryngol. 18: 463–471

Habermann, G. (1978): Stimme und Sprache. Eine Einführung in ihre Physiologie und Hygiene, 1. Aufl. Thieme, Stuttgart.

Hanson, D. G. (1991): Neuromuscular disorders of the larynx. Otolaryngol. Clin. North Am. 24: 1.035–1.051

Hanson, D. G., Gerratt, B. R., Ward, P. H. (1984): Cinegraphic observations of laryngeal function in Parkinson's disease. Laryngoscope 94: 348–353

Hartmann, E., Cramon von, D. (1984a): Acoustic measurement of voice quality in central dysphonia. J. Commun. Dis. 17: 425–440

Hartmann, E., Cramon von, D. (1984b): Acoustic measurement of voice quality in dysphonia after severe closed head trauma: a follow-up study. Brit. J. Dis. Comm. 19: 253–261

Haupt, E. (1987) Integrative Stimmtherapie. Ein Konzept nach Gundermann. In: Gundermann, H. (Hrsg.): Aktuelle Probleme der Stimmtherapie, S. 83–104. G. Fischer, Stuttgart–New York

Hirano, M. (1981): The layer structure of the vocal fold in normal and pathological conditions. Its significance in phonosurgery. HNO-Praxis 3: 213

Hofer, G. (1929): Zur sensiblen Innervation des menschlichen Kehlkopfes. Mschr. Ohrenheilk. 63: 1.277–1.292

Hofer, G. (1947): Zur motorischen Innervation des menschlichen Kehlkopfes. Mschr. Ohrenheilk. 81: 57–69

Hofer, G. (1953): Untersuchungen bei Lähmungen der motorischen Kehlkopfnerven. Acta Oto-laryng. 43: 100–107

Hofer, G., Jeschek, J. (1940): Die Lähmung des Nervus recurrens beim Menschen. Z. Hals- usw. Heilk. 45: 401–417

Hofer, G., Jeschek, J. (1964): Der Nervus vagus und die motorische Innervation. Mschr. Ohrenheilk. 98: 193–203

Imhäuser, S., Zwirner, P., Michaelis, D., Kruse, E. (1995): Stimmrehabilitation nach minimal-invasiver laserchirurgischer Larynxkarzinomresektion. In: Gross, M. (Hrsg.): Aktuelle phoniatrisch-pädaudiologische Aspekte, Bd. 3. Median, Heidelberg

Jackson, C. (1928) Contact ulcer of the larynx. Ann. Otol. 37: 227–230

Jackson, C. L. (1933): Etiology and treatment of contact ulcer of the larynx. Laryngoscope 43: 718–721

Jackson, C., Jackson, C. L. (1935a): Contact ulcer of the larynx. Arch. Otol. 22: 1–15

Jackson, C., Jackson, C. L. (1935b): Dysphonia plicae ventricularis. Phonation with the ventricular bands. Arch. Otol. 21: 157–167

Jacoby, P. (1987) Die Doppelventilfunktion des Kehlkopfs und ihre Bedeutung für die Phonation. In: Gundermann, H. (Hrsg.): Aktuelle Probleme der Stimmtherapie, S. 109–115. G. Fischer, Stuttgart–New York

Jaeger, M., Fröhlich, M., Hertrich, I., Ackermann, H., Schönle, P. W. (2002): Dysphonia subsequent to severe traumatic brain injury: comparative perceptual, acoustic and electroglottographic analyses. Folia Phoniatr. Logop. 53: 326–337

Jürgens, U. (1999): Aktueller Stand der tierexperimentellen Vokalisationsforschung und ihrer humanen Analogie. In: Gross, M. (Hrsg.): Aktuelle phoniatrisch-pädaudiologische Aspekte, Bd. 6: 43–49. Median, Heidelberg

Kiese-Himmel, C., Kruse, E. (1994a): Das laryngeale Kontaktgranulom – ein psychosomatisches Störungsbild? Folia Phoniatr. Logop. 46: 288–297

Kiese-Himmel, C., Kruse, E. (1994b): Psychological aspects of the contact granuloma: a group comparison with primary organic laryngeal disorders. Scand. J. Log. Phon. 19: 37–42

Kiese-Himmel, C., Kruse, E. (1995): Sociodemographic variables of a German sample of contact granuloma patients. J. Voice 9: 449–452

Kiese-Himmel, C., Kruse, E. (1997): Ein Follow-up von Patienten mit laryngealem Kontaktgranulom. HNO 45: 389–395

Kirchner, J. A. (1966) Atrophy of laryngeal muscles in vagal paralysis. Laryngoscope 76: 1.753–1.765

Kirchner, J. A. (1977): Intrathoracic injury to the motor nerve supply of the larynx. Acta Otolaryngol. 83: 163–169

Kirchner, J. A. (1987): The larynx-lung-relationships. In: Hirano, M., Kirchner, J. A., Bless, D. M. (eds.) Neurolaryngology. Recent advances, p. 160–166. College Hill Press, Little Brown and Co (Inc), Boston–Toronto–San Diego

Kirchner, J. A. (1988): Functional evolution of the human larynx: variations among the vertebrates. In: Fujimura, O. (ed.): Vocal physiology: voice production, mechanisms, and functions, p. 129–134. Raven Press, New York

Kirchner, J. A., Wyke, B. (1964a): Laryngeal articular reflexes. Nature 202: 600

Kirchner, J. A., Wyke, B. (1964b): Electromyographic analysis of laryngeal articular reflexes. Nature 203: 1.243–1.245

Kirchner, J. A., Wyke, B. (1965a): Afferent discharges from laryngeal articular mechanoreceptors. Nature 205: 86–87

Kirchner, J. A., Wyke, B. D. (1965b): Articular reflex mechanisms in the larynx. Ann. Otol. 74: 749–768

Kleinsasser, O. (1974a): Mikrolaryngoskopie und endolaryngeale Mikrochirurgie. Teil I. Technische Entwicklung der Methode. HNO 22: 33–38

Kleinsasser, O. (1974b): Mikrolaryngoskopie und endolaryngeale Mikrochirurgie. Teil II. Rückblick auf 2.500 Fälle. HNO 22: 69–83

Kleinsasser, O. (1976) Mikrolaryngoskopie und endolaryngeale Mikrochirurgie. Schattauer, Stuttgart–New York

Kleinsasser, O., Kruse, E., Schönhärl, E. (1975): Taschenfaltenhyperplasie des Kehlkopfes (Pathogenese und Behandlung). HNO 23: 29–34

Köster, C., Balzer, I., Herken, R., Olthoff, A., Kruse, E. (2001): The ventricular fold of Macaca mulatta (Poster). Kongress der Gesellschaft für Primatologie, Zürich

Kotby, M. N., Kirchner, J. A., Kahane, J. C., Basiouny, S. E., El-Samaa, M. (1991): Histo-anatomical structure of the human laryngeal ventricle. Acta Otolaryngol. 111: 396–402

Koufmann, J. A., Wiener, G. J., Wu, W. C., Castell, D. O. (1988): Reflux laryngitis and its sequelae: the diagnostic role of ambulatory 24-hour pH monitoring. J. Voice 2: 78–89

Kreiman, J., Gerratt, B. R. (1994): The multidimensional nature of pathologic voice quality. J. Acoust. Soc. Am. 96: 1.291–1.302.

Kruse, E. (1972): Funktionelle Ergebnisse der extralaryngealen Laterofixation nach doppelseitiger Recurrensparese der Stimmlippen in Paramedianposition. Inaugural-Dissertation Fachbereich Humanmedizin der Philipps-Universität, Marburg

Kruse, E. (1978): Phoniatrische Behandlungsmöglichkeiten bei Stimmlippenlähmungen in Paramedianstellung nach Strumektomie. Laryng. Rhinol. 57: 26–31

Kruse, E. (1979): Stimmlippenlähmungen nach Strumektomie – Behandlungsmöglichkeiten. Mat. Med. Nordm. 31: 23–36

Kruse, E. (1981): Der Mechanismus der Taschenfaltenstimme – Eine kritische alternative Erwiderung auf die Vorstellungen Réthi's. Folia phoniat. 33: 294–313

Kruse, E. (1982): Hypofunktionelle und hyperfunktionelle Dysphonie. Zur Diagnose und Differentialdiagnostik funktioneller Stimmstörungen. In: Ganz, H., Schätzle, W. (Hrsg.): HNO-Praxis Heute, Bd. 2: 109–129. Springer, Berlin–Heidelberg–New York–Tokyo

Kruse, E. (1983): Traumatische Myopathie des M. cricothyreoideus. Arch. Otorhinolaryngol. Suppl. 218–219

Kruse, E. (1985): Zur Pathologie des Musculus cricothyreoideus. In: Ganz, H., Schätzle, W. (Hrsg.): HNO-Praxis Heute, Bd. 5: 107–126. Springer, Berlin–Heidelberg–New York–Tokyo

Kruse, E. (1989a): Die isolierte Lähmung des M. cricothyreoideus nach Strumektomie. Habilitationsschrift Fachbereich Medizin der Georg-August-Universität, Göttingen

Kruse, E. (1989b): Die Reizstrombehandlung als integraler Bestandteil der logopädischen Stimmtherapie. Sprache-Stimme-Gehör 13: 64–70

Kruse, E. (1989c): Differentialdiagnostik funktioneller Stimmstörungen. Folia phoniat. 41:1–9

Kruse, E. (1991): Funktionale Stimmtherapie. Therapeutisch-konzeptionelle Konsequenz der laryngealen Doppelventilfunktion. Sprache-Stimme-Gehör 15: 127–134

Kruse, E. (1997): Phoniatrische Aufgabenfelder in der Laser-Chirurgie. In: Steiner, W. (Hrsg.): Endoskopische Laserchirurgie der oberen Luft- und Speisewege. Thieme, Stuttgart–New York

Kruse, E. (2000): The role of the phoniatrician in laser surgery of the larynx. In: Steiner, W., Ambrosch, P. (eds.): Endoscopic laser surgery of the upper aerodigestive tract, p. 124–129. Thieme, Stuttgart–New York

Kruse, E. (2004): Systematik und Klinik laryngealer Innervationsstörungen. In: Gross, M., Kruse, E. (Hrsg.): Aktuelle phoniatrisch-pädaudiologische Aspekte, Bd. 12: 60–75. Medicombooks.de, videel

Kruse, E. (2005a): Gestörte Stimme. Konservative Verfahren. Laryngo-Rhino-Laryngol. 84 (Suppl. I): 192–200

Kruse, E. (2005b): Stottern – und was haben wir daraus gelernt? In Schoenaker, T. (Hrsg.): Ja …, aber!, 2. Aufl. RDI, Bocholt

Kruse, E. (2006): Systematik der konservativen Stimmtherapie aus phoniatrischer Sicht. In: Böhme, G. (Hrsg.): Therapie der Stimm-, Sprech- und Sprachstörungen, 4. Aufl. Urban & Fischer, München–Jena

Kruse, E., Fröhlich, M., Michaelis, D. (2002): Phonatorische Taschenfaltenaktivität und glottische Insuffizienz. In: Gross, M., Kruse, E. (Hrsg.): Aktuelle phoniatrisch-pädaudiologische Aspekte, Bd. 9: 25–28. Median, Heidelberg

Kruse, E., Kiese-Himmel, C. (1994): Neue Aspekte zur Ätiologie des Kontaktgranuloms. Eur. Arch. Otorhinolaryngol. Suppl. II: 134–135

Kruse, E., Kleinsasser, O., Schönhärl, E. (1975): Muskelfasern in den Taschenfalten des menschlichen Kehlkopfes. Arch. Otorhinolaryngol. 210: 248–250

Kruse, E., Michaelis, D., Zwirner, P., Bender, E. (1997): Stimmfunktionelle Qualitätssicherung in der kurativen Mikrochirurgie der Larynxmalignome. Postoperative Stimmrehabilitation auf Basis der „laryngealen Doppelventilfunktion". HNO 45: 712–718

Kruse, E., Olthoff, A., Schiel, R. (2006): Functional anatomy of the recurrent and superior laryngeal nerve. Langenbecks Arch. Surg. 391: 4–8

Lang, J., Fischer, K., Nachbaur, S., Meuer, H. W. (1985): Über den Verlauf und die Zweige des N. laryngeus recurrens, der A. thyreoidea inferior und der A. laryngea inferior. Gegenbaurs Morphol. Jahrb. 132: 617–643

Lang, J., Nachbaur, S., Fischer, K. (1986): Nn. laryngei, Verzweigungen im Kehlkopfinneren. Gegenbaurs Morphol. Jahrb. 132: 723–736

Leden von, H., Moore, P. (1960): Contact ulcer of the larynx. Experimental observations. Arch. Otol. 72: 746–752

Lemere, F. (1932): Innervation of the larynx. I. Innervation of laryngeal muscles. Am. J. Anat. 51: 417–437

Lemere, F. (1933): Innervation of the larynx. III. Experimental paralysis of the laryngeal nerve. Arch. Otolaryngol. 18: 413–424

Lessing, J. (2008): Entwicklung einer Klassifikationsmethode zur akustischen Analyse fortlaufender Sprache unterschiedlicher Stimmgüte mittels neuronaler Netze und deren Anwendung. Dissertation zur Erlangung des Doktorgrades der Mathematisch-Naturwissenschaftliche Fakultäten der Georg-August-Universität, Göttingen. http://webdoc.sub.gwdg.de/diss/2008/lessing/

Lessing, J., Fröhlich, M., Michaelis, D., Strube, H. W., Kruse, E. (1999): Verwendung neuronaler Netze zur Stimmgütebeschreibung pathologischer Stimmen. In: Gross, M. (Hrsg.): Aktuelle phoniatrisch-pädaudiologische Aspekte, Bd. 6, 39–43. Median, Heidelberg

Lessing, J., Strube, H. W., Kruse, E. (1998): Akustische Analyse pathologischer Stimmen aus fortlaufender Sprache. In: Gross, M. (Hrsg.): Aktuelle phoniatrisch-pädaudiologische Aspekte 1997/98, Bd. 5: 53–59. Median, Heidelberg

Linn, J., Moriggl, B., Schwarz, F., Naidich, T. P., Schmid, U. D., Wiesmann, M., Bruckmann, H., Yousry, I. (2009a): Cisternal segments of the glossopharyngeal, vagus, and accessory nerves: detailed magnetic resonance imaging-demonstrated anatomy and neurovascular relationships. J. Neurosurg. 110: 1.026–1.041

Linn, J., Peters, F., Moriggl, B., Naidich, T. P., Brückmann, H., Yousry, I. (2009b): The jugular foramen: imaging strategy and detailed anatomy at 3T. Am. J. Neuroradiol. 30: 34–41

Lohscheller, J., Eysholdt, U. (2008a): Phonovibrogram visualization of entire vocal fold dynamics. Laryngoscope 118: 753–758

Lohscheller, J., Toy, H., Rosanowski, F., Eysholdt, U., Döllinger, M. (2006): Phonovibrography – Validierung und klinischer Nutzen. German Medical Science GMS, Publishing House; 2006. Doc08dgppP17

Lohscheller, J., Voigt, D., Yang, A., Eysholdt, U., Döllinger, M. (2000b): Merkmalsbasierte Analyse von Phonovibrogrammen zur Beschreibung von Stimmlippenschwingungen. German Medical Science GMS, Publishing House; 2008. Doc08dgppV44

Maryn, Y., de Bodt, M. S., van Cauwenberge, P. (2003): Ventricular dysphonia: clinical aspects and therapeutic options. Laryngoscope 113: 859–866

Matthews, P. B. C. (1964): Muscle spindles and their motor control. Physiol. Rev. 44: 219–288

Michaelis, D. (2000): Das Göttinger Heiserkeits-Diagramm – Entwicklung und Prüfung eines akustischen Verfahrens zur objektiven Stimmgütebeurteilung pathologischer Stimmen. Dissertation zur Erlangung des Doktorgrades der Mathematisch-Naturwissenschaftliche Fakultäten der Georg-August-Universität, Göttingen. http://webdoc.sub.gwdg.de/diss/2000/michaelis/

Michaelis, D., Fröhlich, M., Lessing, J., Kruse, E. (2001): Leaf: Ein (Near) Real Time System zur akustischen Stimmanalyse. In: Gross, M., Kruse, E. (Hrsg.): Aktuelle phoniatrisch-pädaudiologische Aspekte, Bd. 8: 61–64. Median, Heidelberg

Michaelis, D., Fröhlich, M., Strube, H. W. (1998a): Selection and combination of acoustic features for the description of pathologic voices. J. Acoust. Soc. Am. 103: 1.628–1.639

Michaelis, D., Fröhlich, M., Strube, H. W., Kruse, E. (1998b): Reliabilität akustischer Stimmgütebeschreibung bei reduziertem Umfang der Stimmaufnahmen. In: Gross, M. (Hrsg.): Aktuelle phoniatrisch-pädaudiologische Aspekte 1997/98, Bd. 5: 48–53. Median, Heidelberg

Michaelis, D., Gramss, T., Strube, H. W. (1997a): Glottal to noise excitation ratio – a new measure for describing pathological voices. Acustica/acta acustica 83: 700–706

Michaelis, D., Strube, H. W. (1995a): Empirical study to test the independence of different acoustic voice parameters on a large voice database. Eurospeech '95, Proceedings, Vol. 3, pp. 1.891–1.894

Michaelis, D., Strube, H. W., Kruse, E. (1996): Multidimensionale Analyse akustischer Stimmgüteparameter. In:

Gross, M. (Hrsg.): Aktuelle phoniatrisch-pädaudiologische Aspekte, Bd. 3: 16–18. Median, Heidelberg

Michaelis, D., Strube, H. W., Kruse, E. (1997b): Reliabilität und Validität des Heiserkeits-Diagramms. In: Gross, M., Eysholdt, U. (Hrsg.): Aktuelle phoniatrisch-pädaudiologische Aspekte 1996, Bd. 4: 25–26. Median, Heidelberg

Michaelis, D., Zwirner, P., Kruse, E., Strube, H. W. (1995b): Frequenzkanalabhängige Korrelationen der Stimmschallanregung als akustisch-diagnostischer Stimmgüteparameter. In: Gross, M. (Hrsg.): Aktuelle phoniatrisch-pädaudiologische Aspekte, Bd. 3. Median, Heidelberg

Miehlke, A. (1974): Rehabilitation of vocal cord paralysis. Arch. Otolaryngol. 100: 431–441

Minningerode, B. (1966): Die Bedeutung der phylogenetischen Herkunft des M. cricothyreoideus für die Stellung des gelähmten Stimmbandes. Arch. Ohr- usw. Heilk. 186: 98–105

Morasch, H., Cramon von, D. (1984): Laryngoskopische Befunde bei Dysphonie nach traumatischem Mittelhirnsyndrom. HNO 32: 13–16

Müller-Marschhausen, U., Kleinsasser, O. (1991): Kontaktgranulome des Larynx. Arch. Ohr- usw. Heilk. Suppl. II: 116–117.

Murakami, Y., Kirchner, J. A. (1971a): Reflex tensor mechanism of the larynx by external laryngeal muscles. Ann. Otol. 80: 46–60

Murakami, Y., Kirchner, J. A. (1971b): Electrophysiologial properties of laryngeal reflex closure. Acta Otolaryng. 71: 416–425

Murakami, Y., Kirchner, J. A. (1972): Mechanical and physiological properties of reflex laryngeal closure. Ann. Otol. 81: 59–71

Nawka, T., Wirth, G. (2008): Stimmstörungen, 5. Aufl. Deutscher Ärzte-Verlag, Köln

Negus, V. E. (1929): The mechanism of the larynx. Heinemann, London

Netter, F. H. (1989): Atlas der Anatomie des Menschen. Thieme, Stuttgart–New York

Neumann, H. J. (2002a): Intraoperatives Neuromonitoring der Stimmbandnerven-Risikominderung für Recurrensparesen. Laryngo-Rhino-Otol. 81: 795–796

Neumann, H. J. (2002b): Operative Behandlung von benignen und malignen Schilddrüsenerkrankungen. HNO 50: 539–543

Neumann, H. J., Hamelmann, W. H., Timmermann, W. (2001): Intraoperatives neurophysiologisches Monitoring des Nervus recurrens. Deutsches Ärzteblatt 98: 963–967

Niehaus, H. H., Finkenstaedt, M., Kruse, E. (1998): Die bildgebende Diagnostik: ein weiterer Baustein der Pädaudiologie. In: Gross, M. (Hrsg.): Aktuelle phoniatrisch-pädaudiologische Aspekte 1997/98, Bd. 5: 340–342. Median, Heidelberg

Niehaus, H. H., Kruse, E. (1997): Spiral-CT des Cricoarytaenoidgelenkes. In: Gross, M., Eysholdt, U. (Hrsg.): Aktuelle phoniatrisch-pädaudiologische Aspekte 1996, Bd. 4: 66–67. Median, Heidelberg

Ohlwein, S., Kruse, E., Steiner, W., Kiese-Himmel, C. (2005): Stimmfunktion und Lebensqualität. Patienten mit Larynxkarzinom nach minimal-invasiver Laserchirurgie und „Funktionaler Stimmrehabilitation". Laryngo-Rhino-Otol. 84: 253–260

Olthoff, A., Anderson, S., Michaelis, D., Strube, H. W., Kruse, E. (2002a): Ein erster Vergleich von Hochgeschwindigkeits- und Stroboskopie-Aufnahmen pathologischer Stimmen. In: Gross, M., Kruse, E. (Hrsg.): Aktuelle phoniatrisch-pädaudiologische Aspekte Bd. 10: 46–49. Median, Heidelberg

Olthoff, A., Arand, K. (2009): Indirekt zum Ziel: lupenlaryngoskopische Eingriffe. German Medical Science, GMS Publishing House, Doc09dgppP15.

Olthoff, A., Baudewig, J., Kruse, E., Dechent, P. (2008): Cortical sensorimotor control in vocalization: A functional magnetic resonance imaging study, Laryngoscope 111: 2.091–2.096

Olthoff, A., Kruse, E. (2004): Peripher-motorische Innervation des Larynx. In: Gross, M., Kruse, E. (Hrsg.): Aktuelle phoniatrisch-pädaudiologische Aspekte, Bd. 12: 52–59. Medicombooks.de, videel

Olthoff, A., Mrugalla, S., Laskawi, R., Kruse, E. (2000): Stimmqualität und Sprachverständlichkeit bei Einsatz von PROVOX-Stimmprothesen im Vergleich zu Ersatzphonationen nach Larynxteilresektion. In: Gross, M. (Hrsg.): Aktuelle phoniatrisch-pädaudiologische Aspekte, Bd. 7: 111–114. Median, Heidelberg

Olthoff, A., Mrugalla, S., Laskawi, R., Fröhlich, M., Stürmer, I., Kruse, E., Ambrosch, P., Steiner, W. (2003): Assessment of irregular voices after total and laser surgical partial laryngectomy. Arch. Otolaryngol. Head Neck Surg. 129: 994–999

Olthoff, A., Schiel, R., Kruse, E. (2002b): Erste Ergebnisse einer anatomischen Studie zum Ramus internus des Nervus laryngeus superior. In: Gross, M., Kruse, E. (Hrsg.) Aktuelle phoniatrisch-pädaudiologische Aspekte, Bd. 10: 99–102. Median, Heidelberg

Olthoff, A., Schiel, R., Kruse, E. (2007a): The supraglottic nerve supply: an anatomic study with clinical implications. Laryngoscope 117: 1.930–1.933

Olthoff, A., Schiel, R., Kruse, E. (2003): Beidseitige Stimmlippenlähmung nach Intubationsnarkose. In: Gross, M., Kruse, E. (Hrsg.): Aktuelle phoniatrisch-pädaudiologische Aspekte, Bd. 11: 153–155. Median, Heidelberg

Olthoff, A., Woywod, C., Kruse, E. (2007b): Stroboscopy versus high-speed glottography: a comparative study. Laryngoscope 117: 1.123–1.126

Olthoff, A., Zeiss, D., Laskawi, R., Kruse, E., Steiner, W. (2005): Laser microsurgical bilateral posterior cordectomy for the treatment of bilateral vocal fold paralysis. Ann. Otol. Rhinol. Laryngol. 114: 599–604

Paulsen, F. P., Rudert, H. H., Tillmann, B. N. (1999): New insights into the pathomechanism of postintubation arytenoid subluxation. Anesthesiology 91: 659–666

Penner, H., Miller, N., Uttenweiler, V., Hertrich, I., Ackermann, H. (2008): Auswirkungen des Lee Silverman Voice

Treatments (LSVT) auf die Prosodie von Sprechern mit M. Parkinson. Sprache-Stimme-Gehör 32: 64–73
Pressman, J. J. (1954): Sphincters of the larynx. Arch. Otolaryngol. 59: 221–236
Pressman, J. J. (1956): Submucosal compartmentation of the larynx. Ann. Otol. Rhinol. Laryngol. 65: 766–771
Procter, D. F. (1974): Breathing mechanics during phonation and singing. In: Wyke, D. (ed.) Ventilatory and phonatory control systems, p. 39–57. Oxford University Press, London
Ptok, M. (2008): Elektrostimulationstherapie bei Patienten mit einseitiger Rekurrensparese. Sprache-Stimme-Gehör 32: 110–114
Rabine, E. (1987): Einige Zusammenhänge zwischen der Doppelventilfunktion des Kehlkopfes und Körperhaltung bzw. -bewegung, Atmung und Stimme. In: Gundermann, H. (Hrsg.): Aktuelle Probleme der Stimmtherapie, S. 219–227. G. Fischer, Stuttgart–New York
Rabine, E., Jacoby, P. (1987): Die drei Teilfunktionen der Stimmfunktion. In: Rohmert, W. (Hrsg.): Grundzüge des funktionalen Stimmtrainings. Dokumentation Arbeitswissenschaft, Bd. 12 (4. Aufl.), S. 1–56. Schmidt, Köln
Ramig, L. O., Pawlas, A. A., Countryman, S. (1995): The Lee Silverman Voice Treatment: Practical guide for treating the voice an speech disorders in Parkinson disease. National Center for Voice and Speech.
Reidenbach, M. M. (1998): The muscular tissue of the vestibular folds of the larynx, Eur. Arch. Otorhinolaryngol. 255: 365–367
Réthi, A. (1952): Rolle des stylopharyngealen Muskelsystems im Krankheitsbild der Taschenbandstimme und der Dysphonia spastica. Folia phoniat. 4: 201–216
Riecker, A., Mathiak, K., Wildgruber, D., Erb, M., Hertrich, I., Grodd, W., Ackermann, H. (2005): fMRI reveals two distinct cerebral networks subserving speech motor control. Neurology 64: 700–706
Rohmert, W. (Hrsg.) (1987): Grundzüge des funktionalen Stimmtrainings. Dokumentation Arbeitswissenschaft, Bd. 12 (4. Aufl.). Schmidt, Köln
Rodenwaldt, J., Niehaus, H. H., Kopka, L., Grabbe, E. (1998): Spiral-CT bei Aryknorpel-Dislokation: Optimierung der Untersuchungsparameter am Leichenphantom und klinische Evaluation. Fortschr. Röntgenstr. 168: 180–184
Rödel, R., Olthoff, A., Tergau, F., Simonyan, K., Kraemer, D., Markus, H., Kruse, E. (2004): Human cortical motor representation of the larynx as assessed by Transcranial Magnetic Stimulation (TMS). Laryngoscope 114: 918–922
Roy, N., Merrill, R. M., Gray, S. D., Smith, E. M. (2005): Voice disorders in the general population: prevalence, risk factors, and occupational impact. Laryngoscope 115: 1.988–1.995
Roy, N., Holt, K. I., Redmond, S., Muntz, H. (2007): Behavioral characteristics of children with vocal fold nodules. J. Voice 21: 157–168
Ruben, R. J. (2000): Redefining the survival of the fittest: communication disorders in the 21 century. Laryngoscope 110: 241–245
Sasaki, C. T., Ho, S., Kim, Y. H. (2001): Critical role of central facilitation in the glottic closure reflex. Ann. Otol. Rhinol. Laryngol. 110: 401–405

Sasaki, C. T., Horiuchi, M., Ikari, T., Kirchner, J. A. (1980): Vocal cord positioning by selective denervation. Old territory revisited. Ann. Otol. 89: 541–546
Sasaki, C. T., Kim, Y. H., Sims, H. S., Czibulka, A. (1999): Motor innervation of the human cricopharyngeus muscle. Ann. Otol. Rhinolaryngol. 108: 1.132–1.139
Sasaki, C. T., Suzuki, M. (1976): Laryngeal reflexes in cat, dog, and man. Arch. Otolaryngol. 102: 400–402
Sasaki, C. T., Suzuki, M., Horiuchi, M., Kirchner, J. A. (1977): The effect of tracheostomy on the laryngeal closure reflex. Laryngoscope 87: 1.428–1.433
Sataloff, R. T., Mandel, S., Mann, E. A., Ludlow, C. L. (2004): Practice parameter: laryngeal electromyography (an evidence-based review). Otolaryngol. Head Neck Surg. 130: 770–779
Saunders, W. H. (1956): Dysphonia plica ventricularis. An overlooked condition causing chronic hoarseness. Ann. Otol. Rhinol. Laryngol. 65: 665–673
Schaefer, S. D. (1983): Neuropathology of spasmodic dysphonia. Laryngoscope 93: 1.183–1.204
Schaefer, S., Freeman, F., Finitzo, T., Close, L., Cannito, M., Ross, E., Reisch, J., Maravilla, K. (1985): Magnetic resonance imaging findings and correlations in spasmodic dysphonia patients. Ann. Otol. Rhinol. Laryngol. 94: 595–601
Schiel, R. (2006): Untersuchungen zur topographischen Anatomie der Kehlkopfnerven und ihrer Ramifizierung. Inaugural-Dissertation Medizinische Fakultät der Georg-August-Universität, Göttingen
Schiel, R., Olthoff, A., Kruse, E. (2003): Anatomische Untersuchungen zur Taschenfaltenmuskulatur. In: Gross, M., Kruse, E. (Hrsg.): Aktuelle phoniatrisch-pädaudiologische Aspekte, Bd. 11: 64–67. Median, Heidelberg
Schiel, R., Olthoff, A., Kruse, E. (2004): Untersuchungen zur Anatomie des Ramus posterior des Nervus recurrens und seiner Beziehung zum Musculus interarytenoideus. In: Gross, M., Kruse, E. (Hrsg.): Aktuelle phoniatrisch-pädaudiologische Aspekte, Bd. 12: 18–20. Medicombooks.de, videel
Schleier, E., Streubel, H. G. (1980): Behandlungsergebnisse nach einer kombinierten Stimm-Reizstromtherapie mit asynchronem Exponentialstrom bei hypofunktionellen Dysphonien und Internisschwächen. Folia phoniat. 32: 70–77
Schneider, B., Bigenzahn, W. (2003): Influence of glottal closure configuration on vocal efficiacy in young normal-speaking women. J. Voice 17: 468–480
Schoenaker, T. (Hrsg) (2005): Ja …, aber!, 2. Aufl. RDI, Bocholt
Schoenaker, T., Jehle, P., Randoll, D. (1991): Individualpsychologische Therapie des Stotterns bei Erwachsenen: Kurz- und Langzeitergebnisse. Die Sprachheilarbeit 36: 107–117
Schönhärl, E. (1960): Die Stroboskopie in der praktischen Laryngologie. Thieme, Stuttgart
Schröter-Morasch, H., Ziegler, W. (2005): Dysarthrien und Sprechapraxie. In: Wendler, J., Seidner, W., Eysholdt, U. (Hrsg.): Lehrbuch der Phoniatrie und Pädaudiologie, 4. Aufl, Thieme, Stuttgart–New York
Schultz-Coulon, H. J. (1978): The neuromuscular control system and vocal function. Acta Oto-laryngol. 86: 142–153

Schumacher, U. (2007): Struktur ohne Funktion ist eine Leiche, Funktion ohne Struktur ist ein Gespenst. Sprache Stimme Gehör 31: 3–33

Smith, E., Verdolini, K., Gray, S., Nichols, S., Lemke, J., Barmeier, J., Dove, H., Hoffman, H. (1996): Effect of voice disorders on quality of life. J. Med. Speech Lang. Pathol. 4: 223–244

Sobotta, J. (1972): Atlas der Anatomie des Menschen, 17 Aufl., 3. Bd. (Hrsg. H. Becher). Urban & Schwarzenberg, München–Wien–Baltimore

Spiecker-Henke, M. (2008): Rhythmuszentrierte Maßnahmen – Bewegung, Stimme und Sprache in Harmonie. Sprache-Stimme-Gehör 32: 46–56

Steiner, W. (1993): Results of curative laser microsurgery of laryngeal carcinomas. Am. J. Otolaryngol. 14: 116–121

Steiner, W., Ambrosch, P. (2000): Endoscopic laser surgery of the upper aerodigestive tract. Thieme, Stuttgart–New York

Steinlechner, M., Tittel, C. (1897): Der Musculus ventricularis des Menschen. Sber. Akad. Wiss. Wien, math.-naturw. Kl., Abt III, 106: 157–175

Steuernagel, O. (1976): Skripten zur Elektrotherapie, 3. Aufl. Selbstverlag, Boppard

Strauch, Th., Wanetschka, V. (2006): Behandlung von Dysphonien aus stimmtherapeutischer Sicht. In: Böhme, G. (Hrsg.): Therapie der Stimm-, Sprech- und Sprachstörungen, 4. Aufl. Urban & Fischer, München–Jena

Suzuki, M., Kirchner, J. A. (1968): Afferent nerve fibers in the external branch of the superior laryngeal nerve in cat. Ann. Otol. 77: 1.059–1.070

Suzuki, M., Kirchner, J. A., Murakami, Y. (1970): The cricothyroid as a respiratory muscle. Its characteristics in bilateral recurrent laryngeal nerve paralysis. Ann. Otol. 79: 976–983

Thomusch, O., Sekulla, C., Machens, A., Neumann, H. J., Timmermann, W., Dralle, H. (2004): Validity of intra-operative neuromonitoring signals in thyroid surgery. Langenbecks Arch. Surg. 389: 493–499

Timcke, R. (1956): Die Synchron-Stroboskopie von menschlichen Stimmlippen bzw. ähnlichen Schallwellen und Messung der Öffnungszeit. Z. Laryng. Rhinol. 35: 331–335

Timmermann, W., Hamelmann, W. H., Meyer, T., Timm, S., Schramm, C., Hoppe, F., Thiede, A. (2002): Der Ramus externus des Nervus laryngeus superior (RENLS): Ein Stiefkind in der Chirurgie der Schilddrüse. Zbl. Chir. 127: 1–14

Titze, I. R. (1994): Mechanical stress in phonation. J. Voice 8: 99–105

Virchow, R. (1860): Demonstration pathologisch-anatomischer Kehlkopfs-Präparate. Allg. med. Centralzeitung 29: 759

Virchow, R. (1883): Demonstration von Präparaten. Berliner Klin. Wschr. 21: 321

Virchow, R. (1887): Über Pachydermia laryngis. Berliner Klin. Wschr. 32: 585–589

Vogel, M., Cramon von, D. (1982): Dysphonia after traumatic midbrain damage: a follow-up study. Folia phoniat. 34: 150–159

Wendler, J. (2005): Therapie. In: Wendler, J., Seidner, W., Eysholdt, U. (Hrsg.): Lehrbuch der Phoniatrie und Pädaudiologie, 4. Aufl, Thieme, Stuttgart–New York

Wendler, J., Seidner, W. (2005): Klinik. In: Wendler, J., Seidner, W., Eysholdt, U. (Hrsg.): Lehrbuch der Phoniatrie und Pädaudiologie, 4. Aufl. Thieme, Stuttgart–New York

Wiles, C. C. B., Wrigley, B., Greene, J. R. T. (2007): Re-examination of the medullary rootlets of the accessory and vagus nerves. Clin. Anat. 20: 19–22

Wustrow, F., Wieck, H. H. (1963): Elektromyographische Untersuchungen am menschlichen M. vocalis und ihre Bedeutung für die Theorie über die Entstehung der Stimmlippenschwingung. Z. Laryng. Rhinol. 42: 118–129

Wustrow, T. P. U., Martin, F., Holländer, H. (1988): Untersuchungen zur zusätzlichen motorischen Innervation der Kehlkopfmuskulatur über den Ramus internus des Nervus laryngeus superior. Laryng. Rhinol. Otol. 67: 275–281

Wyke, D. (ed.) (1974a): Ventilatory and phonatory control systems, p. 370–391. Oxford University Press, London

Wyke, B. D. (1974b): Laryngeal myotatic reflexes and phonation. Folia phoniat. 26: 249–264

Wyke, B. D. (1974c): Laryngeal neuromuscular control systems in singing. A review of current concepts. Folia phoniat. 26: 295–306

Wyke, B. D. (1981): Phonatory neurology. HNO-Praxis 3: 212–213

Wyke, B. D. (1983): Neuromuscular control systems in voice production. In: Bless, D. M., Abbs, J. H. (eds.): Vocal fold physiology, p. 71–76. College Hill Press, San Diego

Yang, A., Lohscheller, J., Stingl, M., Voigt, D., Eysholdt, U., Döllinger, M. (2009): Optimierung eines 3D-Mehr-Massen-Modells der Stimmlippendynamik. German Medical Science GMS, Publishing House; 2009. Doc09dgppV17

Zemlin, W. R. (1969): The effect of topical anesthesia on internal laryngeal behaviour. Acta oto-laryngol. 68: 169–176

Zenker, W., Zenker, A. (1960): Über die Regelung der Stimmlippenspannung durch außen eingreifende Mechanismen. Folia phoniat. 12: 1–36

Zimmert, M., Zwirner, P., Kruse, E., Braun, U. (1999): Effects on vocal function and incidence of laryngeal disorder when using a laryngeal mask airway in comparison with an endotracheal tube. Europ. J. Anestesiol. 16: 511–515

Zwirner, P., Michaelis, D., Imhäuser, S., Kruse, E. (1995): Akustische Stimmanalysen nach minimal-invasiver laserchirurgischer Larynxkarzinomresektion und Stimmrehabilitation. In: Gross, M. (Hrsg.): Aktuelle phoniatrisch-pädaudiologische Aspekte, Bd. 3. Median, Heidelberg

Zwirner, P., Michaelis, D., Kruse, E. (1996): Akustische Stimmanalysen zur Dokumentation der Stimmrehabilitation nach laserchirurgischer Larynxkarzinomresektion. HNO 44: 514–520

Zwirner, P., Michaelis, D., Fröhlich, M., Kruse, E. (1998): Korrelationen zwischen perzeptueller Beurteilung von Stimmen nach dem RBH-System und akustischen Parametern. In: Gross, M. (Hrsg.): Aktuelle phoniatrisch-pädaudiologische Aspekte 1997/98, Bd. 5: 63–67. Median, Heidelberg

Register

A
Altersstimme   135
– Erkrankungen   135
– Funktionale Stimmtherapie (nach Kruse)   135
– Internus-Spalt   135
– Physiologie   135
amyotrophe Lateralsklerose (ALS), zentrale Dysphonie   88
Aphonie, psychosomatische   117

B
Belastungsatmung (Atemdosierung)   67
Botulinum-Toxin   117
Bresgen-Handgriff   97
Bulbärparalyse   82

D
Dehnungsrezeptoren, intramuskuläre   27
Doppelphonationsfunktion, laryngeale (LDPF)   19
Doppelventilfunktion, laryngeale (LDVP)   15, 21
– glottisches Ventil   16
– supraglottisches Ventil   16
Dysphonie
– dysplastische   91, 127
– – Diagnose   127
– – Prognose   127
– – Therapie   127
– funktionelle   91
– – Differenzialdiagnose   91
– – hyperfunktionelle   93
– – hypofunktionelle   91
– – Therapie   92
– hypofunktionelle
– – Kinder   133
– postoperative   123
– – Prävention   123
– – Prognose   125
– – Therapie   125
– – Ursachen   123
– psychosomatische   111
– – Aphonie   117
– – Kontaktgranulom   112
– – spastische (spasmoide)   117
– zentrale   85
– – amyotrophe Lateralsklerose (ALS)   88
– – Diagnose   88
– – Klassifikation   86

– – Lee Silverman Voice Treatment   88
– – Multiple Sklerose (MS)   88
– – Parkinson-Krankheit   86, 88, 89
– – Prognose   89
– – Symptome   87
– – Therapie   88
– – Ursachen   85

E
Elektromyografie (EMG)   33, 65
Epidermoidzyste   127
Ersatzphonation   26, 49
– ary-epiglottische   52
– glottische   50
– glotto-ventrikuläre   52
– pseudo-glottische   52
– supraglottische   37
– ventrikuläre   51

F
Formatio reticularis   23
Funktionale Stimmtherapie (nach Kruse)   35
– Altersstimme   135
– Behandlungsintensität   38
– bei Kindern   133
– Differenzialdiagnostik   35
– Glottiskräftigung   37
– Glottiszentrierung   36
– häusliche Übungen   39
– Reizstromtherapie   38
– störungsunspezifische Therapie   39
– störungsspezifische Therapie   36

G
Glottis
– Hypofunktion   20, 22, 37
– Kräftigung   37
– phoniatrische Differenzialdiagnostik   35
– Ventilmechanismus   15, 21
– Zentrierung   36
Göttinger Heiserkeitsdiagramm (GHD)   25, 33, 58
– Larynx-Karzinom   58
Göttinger Konzept, *Siehe* Stimmrehabilitation, funktionale postoperative

H
Hirnnerven
– N. accessorius (XI)   83
– N. vagus (X)   83

Hochgeschwindigkeits-Phonoskopie   31
Hyperfunktion, supraglottische   21, 22
Hypofunktion, glottische   20, 22
Hypoplasie, endolaryngeale   127

I
Internus-Spalt   87, 127
Intubationsgranulom   112

K
Kehlkopf-Funktionsdiagnostik   32
Kehlkopf-Karzinom, *Siehe* Larynx-Karzinom
Kehlkopf-Lähmung   63
– bulbär   82
– Differenzialdiagnose   63
– Elektromyografie   65
– endolaryngeal-intravokale Ableitung   66
– Kombinationslähmung (N. laryngeus inferior/R. externus n. laryngei superioris)   73
– kompensatorische Taschenfalten-Aktivität   65
– kortikale transkranielle Magnetstimulation   66
– N. accessorius (XI)   82
– N. laryngeus inferior (recurrens)
– – beidseitig   68
– – einseitig   67
– N. vagus (X)   75, 82
– R. anterior n. laryngei inferioris   80
– R. communicans cum nervo laryngeo superiore (Ansa Galeni)   82
– Restbeweglichkeit   65
– – aktive   65
– – passive   65
– R. externus n. laryngei superioris   71
– R. posterior n. laryngei inferioris   81
– Rr. musculares n. laryngei inferioris   82
– Stroboskopie   65
– Symptome   66
Kehlkopfmuskeln   3
– M. aryepiglotticus   6
– M. cricopharyngeus   6
– M. cricothyreoideus   6
– M. interarytenoideus   5
– M. ventricularis   3

Kehlkopfnerven 7
– N. laryngeus inferior
  (N. recurrens) 11
– N. laryngeus superior 7
Kinder
– hypofunktionelle Dysphonie
  133
– Kehlkopf-Funktionsdiagnostik
  132
– Laryngo-Bronchitiden 133
– Stimmlippen-Knötchen
  104, 132
– – Diagnose 105
– – Differenzialdiagnose 132
– – Therapie 105
– Stimmtherapie 133
Kinderstimme 131
– Lig. vocale 131
– Phrasenlänge 131
– Stimmintensität 131
– Stimmumfang 131
– Transversus-Dreieck 132
– ungeschulte 131
Kompensation
– phonatorische 19
– supraglottische 21
Kontaktgranulom 112
– Ätiologie 112
– Prognose 115
– Therapie 114

L
Laryngoskopie, Beurteilungsparameter 32
Larynx-Areal, sensomotorisches 24
Larynx-Karzinom 49
– Chordektomie
– – partielle 50
– – subtotale/komplette 51
– Ersatzphonation 49
– Laser-Mikrochirurgie 49
– OP-Voraussetzungen 56
– Radiotherapie 53
– Rezidiv 58
– Stimmrehabilitation 49
– Tumornachsorge 58
Lee-Silverman-Voice-Treatment
  (LSVT) 46
Ligamentum vocale 131

M
Magnetstimulation, kortikal transkranielle (cTMS) 34, 66
Mechanorezeptoren, korpuskuläre 27
Multiple Sklerose (MS), zentrale
  Dysphonie 88

Musculus (-i)
– aryepiglotticus 6
– cricopharyngeus 6
– cricothyreoideus 6
– – Myopathie 107
– interarytenoideus 5
– ventricularis 3
Mutation
– inkomplette 95
– – larviert 97
– – prolongiert 95
– physiologische 95
– – männliche 96
Mutationsdreieck 96
Myopathie, traumatische
  (M. cricothyreoideus) 107
– Diagnose 107
– Pathomechanismus 107
– Prognose 108
– Symptome 107
– Therapie 108

N
Nervus (-i)
– accessorius (XI) 83
– – Lähmung 82
– laryngeus inferior (recurrens)
  11
– – beidseitige Lähmung 68
– – einseitige Lähmung 67
– – Kombinationsähmung 73
– – Teilung 12
– laryngeus superior
– – R. communicans cum ramo
   interno (Ansa Galeni) 11
– – R. externus 10
– – R. internus 7
– vagus (X) 83
– – Lähmung 75, 82

P
Parästhesien, paralaryngeale 20
Parkinson-Krankheit 46
– zentrale Dysphonie 86, 88, 89
Phonation
– Ablauf 27
– Idee 27
– Störungen 67
Phonochirurgie, postoperative
  Dysphonien 123

R
Ramus (-i)
– anterior n. laryngei inferioris 12
– – Lähmung 80
– communicans cum nervo laryngeo
   superiore (Ansa Galeni)
– – Lähmung 82

– communicans cum n. laryngeo
  inferiore (Ansa Galeni) 10
– communicans cum ramo interno n.
  laryngei superioris
  (Ansa Galeni) 11
– externus n. laryngei superioris 10
– – Kombinationsähmung 73
– – Lähmung 71
– internus n. laryngei superioris 7
– – kaudale Astgruppe (III) 9
– – kraniale Astgruppe (I) 8
– – mediale Astgruppe (II) 9
– musculares 12
– musculares n. laryngei inferioris
– – Lähmung 82
– posterior n. laryngei inferioris 12
– – Lähmung 81
Recurrens-Lähmung 64
Recurrensnerv, Siehe N. laryngeus
  inferior
Recurrensparese, Siehe Kehlkopf-
  Lähmung
Reflexmyografie (RMG) 34
Regelkreissteuerung 23
– Afferenzen 27
– Diagnostik 29
– Efferenzen 27
– Klinik 29
– Kompensation, supraglottische 21
– Messfühler 25
– phonatorischer (2.) Regelkreis
  24
– präphonatorischer (1.) Regelkreis 24
– subkortikale Regulationszentrale
  24
– Therapie 29
Reizstromtherapie, selektive 41
– Elektrodenlokalisation 41
– Indikationen 43
– – absolute 44
– – relative 46
– Kontraindikationen 47
– Laryngoton® 43
– Stromart 42
Respirationsstörungen 66
– Belastungsatmung 67
– Ruheatmung 66
Ruheatmung (Atemvolumen) 66

S
Sanduhr-Glottis 101
Schluckstörungen 66
Stimmanalyse 32
– Göttinger Heiserkeitsdiagramm 33
– RBH-Schema 32

Stimmfunktionsdiagnostik 31
– Anamnese 32
– Elektromyografie (EMG) 33
– kortikal transkranielle Magnetstimulation (cTMS) 34
– Laryngoskopie 32
– Schwingungsanalyse 31
– Stimmanalyse 32
Stimmfunktionskreis 37
Stimmlippen-Fixation 63
Stimmlippen-Knötchen 101
– Frauen 103
– Kinder 104, 132
– – Diagnose 105
– – Differenzialdiagnose 132
– – Papillomatose 132
– – Therapie 105
– Männer 103
Stimmlippen-Stillstand
– intermediär 64, 73, 80, 82
– paramedian 64, 67, 68
– Zwischenposition (paramedian/intermediär) 64, 75, 76

Stimmrehabilitation, funktionale postoperative (Göttinger Konzept) 49
– Larynx-Karzinom 49
Stroboskopie 31, 65
Strumektomie 72
Sulcus glottidis 127
Supraglottis
– Hyperfunktion 21, 22
– Kompensation 21
– Ventilmechanismus 16, 22

T
Taschenfalten
– Innervation 121
– Muskulatur 121
Taschenfalten-Aktivität, kompensatorische 65
Taschenfalten-Stimme 121
– erwünschte 122
– Pathologie 121
– unerwünschte 122

Transversus-Dreieck
– pathologisches 97
– physiologisches 95

V
Ventilmechanismus
– biologischer 15
– glottischer 15, 16, 21
– supraglottischer 15, 16, 22